Brunhild Hofmann

Orgasmus –
die weibliche Kraft

Brunhild Hofmann

Orgasmus –
die weibliche Kraft

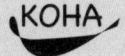

KOHA

Wichtiger Hinweis

Die im Buch veröffentlichten Empfehlungen wurden von Verfasserin und Verlag sorgfältig erarbeitet und geprüft. Eine Garantie kann dennoch nicht übernommen werden. Ebenso ist die Haftung der Verfasserin bzw. des Verlages und seiner Beauftragten für Personen-, Sach- und Vermögensschäden ausgeschlossen.

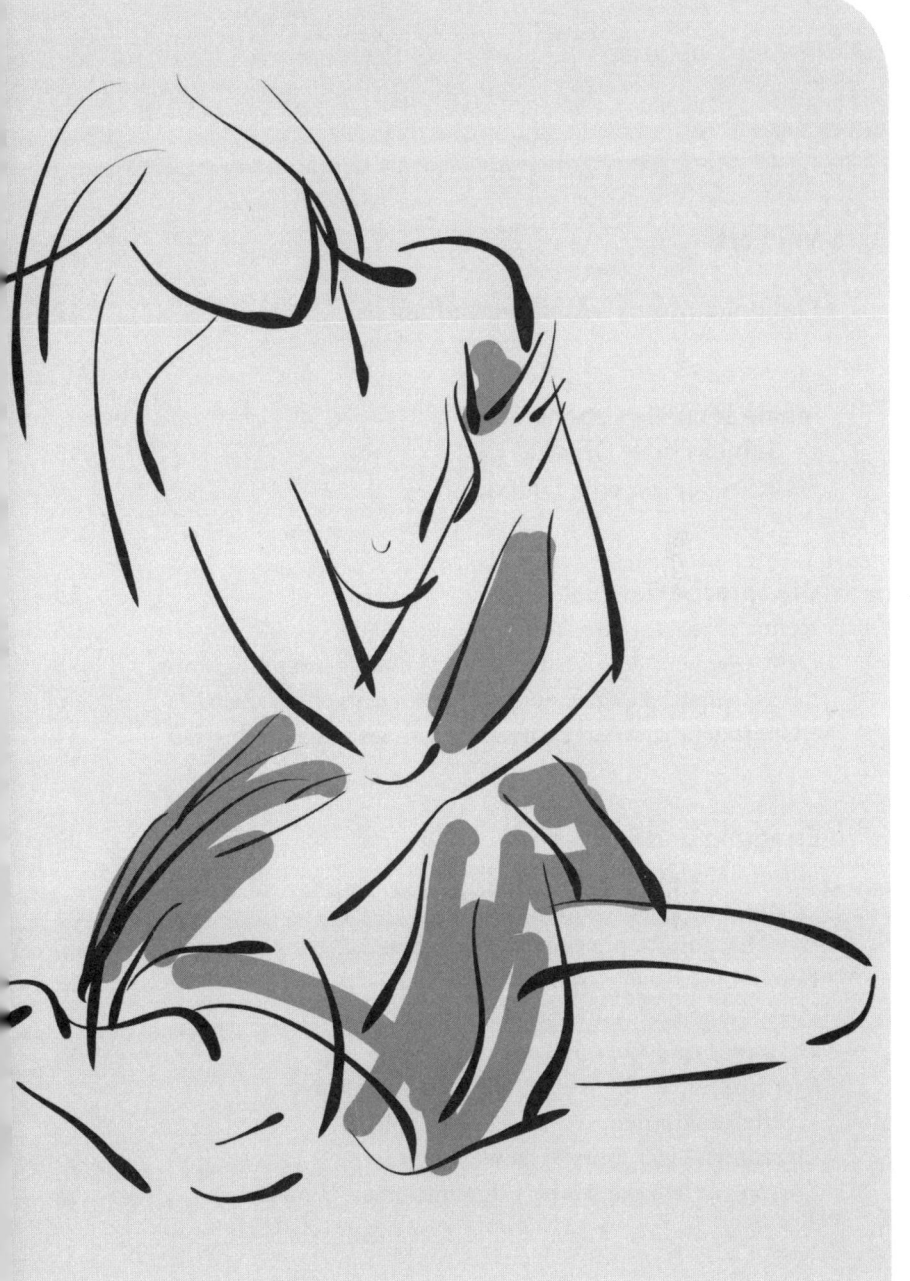

Inhalt

Vorwort

*M*itleidig schaut sie mich an. Die Freundin, die ich seit Jahren nicht mehr gesehen habe und mit der ich jetzt vor einem Cappuccino sitze, in dem Café mit dem weiten Blick übers Wasser. Eigentlich geht es uns beiden gerade gut.

»Aber du hast doch einen Partner«, fragte sie mich vor einer Minute, und ich verneinte. Und merke jetzt, wie sich Stacheln in mir aufrichten. Noch immer gibt es sie, die kleine sumpfige Stelle in mir, wo ich in Morast und schwarzem Schlamm versinke ... und an der ich mich wiederfinde bei der Frage nach einem Partner in meinem Leben. Scham verflochten mit Schuld weht mich an, als ich antworte: »Nein – und mir geht es gut.«

Scham – weil ich »keinen« habe.
Schuld – weil es mir trotzdem so gut geht.

Wir Frauen sind vollständig. Ich bin vollständig als Frau, vollkommen. Genauso wie Männer vollständig und vollkommen sind. Jeder Vater vererbt seiner Tochter ein X-Chromosom, genauso wie jede Mutter ihrer Tochter ein X-Chromosom vererbt. Wir erben also einen Chromosomensatz von unserer Mutter, einen von unserem Vater. Damit sind wir bestens für das Leben ausgerüstet, wir können sprechen, singen und tanzen, lernen, uns entwickeln, für unser eigenes Leben und meistens noch für das Leben anderer sorgen und sie lieben.

Genauso geht es Männern. Auch sie sind vollständig. Der Vater vererbt dem Sohn ein Y-Chromosom, und die Mutter vererbt ein X-Chromosom. Damit sind sie für ihr Leben gut ausgestattet und können laufen und raufen, singen und tanzen und ihr Leben meistern. Und Lust empfinden und lieben.

Kein Mensch spricht den Männern ab, dass sie sich alleine befriedigen können. Nein, die umsatzstärkste Industrie baut darauf auf. Die Umsätze der Pornoindustrie übersteigen sogar diejenigen der Pharmaindustrie.

In den letzten Jahren wurde der Unterschied zwischen weiblichem und männlichem Orgasmus in verstärktem Maß öffentlich diskutiert. Dabei wurde die grenzenlose, flutende Qualität des weiblichen Orgasmus entdeckt, und das vorrangige weibliche Geschlechtsorgan, die Vagina, steht im Mittelpunkt des Diskurses. Ein Ergebnis scheint zu sein: Wir Frauen brauchen den Penis, der uns im Schoß berührt, um das tiefe Geheimnis, die wahre Lust zu erfahren.

Ich behaupte: Das stimmt nicht – auch wenn in dem Bestseller »Fifty Shades of Grey« die Lust der Frau einhundertprozentig abhängig ist von der Stimulation durch den Mann und von seiner Lust. Im Film »Nymphomaniac« von Lars von Trier wird die Frau, die als Mädchen frei in der Natur ihre Lust erlebt, zu einer selbstzerstörerischen Nymphomanin. Das Bild der Frau, die sich lustvoll selbst genügt und ein gutes Leben führt, existiert (noch) nicht in der öffentlichen Meinung. Dabei gibt es diese Frauen – und sie sind glücklich.

Genauso wie Männer sich sexuell selbst organisieren können, erleben Frauen intensive, grenzüberschreitende Lust mit sich alleine. Dass diese Lust eine andere Qualität als mit dem Partner hat und bestimmte Voraussetzungen braucht, ist unbestritten. Welcher Sex allerdings besser oder schöner oder überwältigender ist, das ist Geschmackssache. Und das eine schließt das andere nicht aus, so halten es auch die Männer.

Frauen erleben oft ihre ersten sexuellen Berührungen durch den Mann. Sie werden erregt und hoffentlich befriedigt und erfüllt. Mädchen und Frauen lernen nicht, welche Lust sie sich selbst bereiten können, indem sie sich selbst lieben. Dass Frauen jede Sekunde im Alltag mit ihrer sexuellen Energie verbunden sein können, dass sie durch sie stark sind und von ihr getragen und aufgerichtet werden, dass sie Glückshormone in ihrem Körper produzieren können und für den Start dieser Produktion keineswegs einen Mann brauchen – das ist offenbar ein Tabu.

Probieren Sie es aus, bauen Sie die Verbindung mit Ihrer sexuellen Kraft auf, indem Sie sich Ihrer Vagina bewusst werden und bleiben – in jedem Augenblick. Berühren Sie sich, lenken Sie Ihre Aufmerksamkeit darauf, wie Ihre Vagina und Ihre Perle sich anfühlen, gerade im Augenblick, pulsierend, ruhig, weich, warm! Gibt es einen Strom, der zu anderen Bereichen Ihres Körpers fließt?

Versorgen Sie sich mit Ihren eigenen Drogen! Seien Sie high! Genießen Sie überbordenden Sex mit sich selbst und geben Sie Ihrem Partner eventuell ein paar Tipps …

Frauenkaufhaus – Männerkaufhaus

*A*bends im Biergarten. Eine Freundin erzählt einen Witz, über den auch die Männer in der Gruppe lachen:

In einer Stadt gibt es ein Kaufhaus, in dem man Männer kaufen kann. Eine Regel lautet: Frauen, die einen Mann suchen, dürfen mit dem Aufzug immer nur aufwärts zum nächsten Stockwerk fahren, niemals zurück nach unten.

Eine Frau betritt das Kaufhaus. In der ersten Etage kann man Männer kaufen, die Arbeit haben. »Nicht schlecht«, denkt sie, »aber das ist mir zu wenig.«

Sie fährt mit dem Aufzug in den zweiten Stock. Dort wird sie von Männern empfangen, die Arbeit haben und gut aussehen. »Gut und schön – aber es gibt bestimmt noch etwas Besseres!«

Wieder betätigt sie den Aufzugsknopf zum nächsten Stockwerk. Hier gibt es Männer, die Arbeit haben, gut aussehen und Kinder lieben. »Das Angebot wird tatsächlich immer besser. Schauen wir doch mal, was die nächste Abteilung bringt« – und schon ist sie wieder auf dem Weg.

Die Männer im vierten Stock haben Arbeit, sehen gut aus, lieben Kinder und helfen bei der Hausarbeit. »Ja, ein Wahnsinn«, denkt sie, schlendert in der Abteilung umher, schaut einigen Männern tief in die Augen – und beschließt dann, sich doch noch ein Stockwerk höher umzuschauen.

Männer, die Arbeit haben, gut aussehen, Kinder lieben, bei der Hausarbeit helfen und eine romantische Ader haben werden hier angeboten. »Eine romantische Ader – hier bin ich praktisch am Ziel meiner Wünsche«, geht ihr durch den Kopf. Sie lässt sich Zeit und schaut sich um. Einige Männer gefallen ihr, einzelne sogar sehr gut. Trotzdem ist sie unentschlossen. »Nein, da geht noch etwas« – und schon steigt sie erneut in den Fahrstuhl.

Die Tür öffnet sich im sechsten Stockwerk. In dem riesigen leeren Raum steht ein Schild: »Sie sind die 467.352te Frau, die in diesem Männerkaufhaus keinen Mann gefunden hat.«

Der Witz geht noch weiter ...

Ein paar Wochen später eröffnet in der Stadt ein Frauen-Kaufhaus. Auch hier führt der Weg immer nur zum nächsthöheren Stockwerk. Ein Mann betritt das Kaufhaus, auf der Suche nach einer Frau. Im ersten Stock werden Frauen angeboten, die gut aussehen. »Das ist mir doch ein bisschen zu wenig«, denkt er und geht weiter in den zweiten Stock.

Hier gibt es Frauen, die gut aussehen und Spaß an Sex haben. »Super, hier bin ich richtig«, weiß er und sucht sich seine Frau aus. Beim Bezahlen an der Kasse erfährt er: Noch kein Mann ist höher als bis zum zweiten Stock gefahren. Jeder wurde hier fündig.

Lachen Sie? Oder finden Sie die Pointe eher traurig? Sind wir Frauen nur Zicken, die sich anstellen oder bitten lassen wollen?

Der Witz offenbart die Diskrepanz zwischen weiblicher und männlicher Sehnsucht. Denken Männer tatsächlich nur an Sex? Brauchen Frauen wirklich »so viel«, damit sie sich mit Männern gut fühlen? Vielleicht ist es nicht so sehr die Anspruchshaltung »Da geht noch etwas«, sondern die Erkenntnis »Da fehlt noch etwas!«.

Ich behaupte: Ja, es fehlt etwas, und zwar der respektvolle Umgang miteinander auf Augenhöhe – auch beim Sex. Gerade in der Liebe, bei der ich mich schutzlos fallen lasse. Vielleicht würden Männer sofort gekauft, wenn sie Frauen hier einen sicheren und respektvollen Raum anbieten würden?!

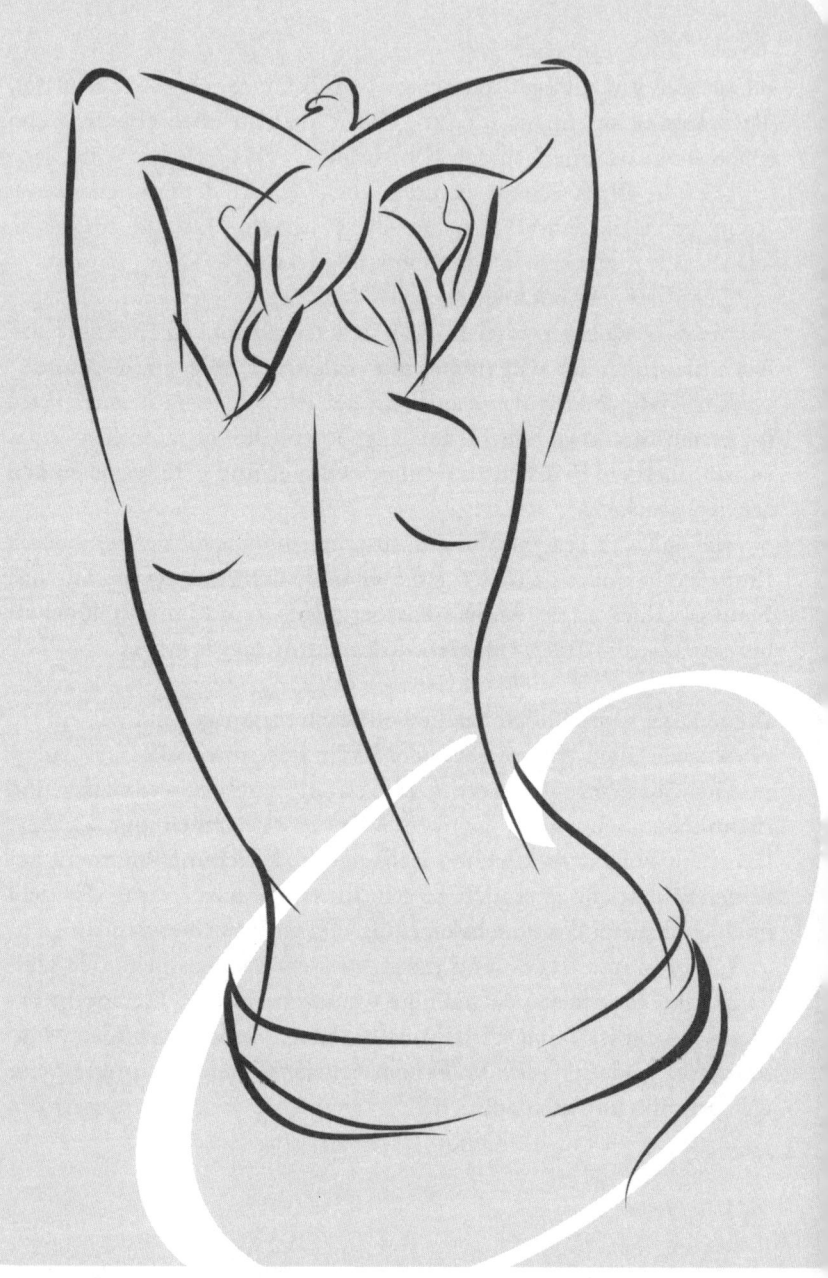

Meine sexuelle Reise –
Subjekt oder Objekt?

*I*ch war 15 Jahre alt, als ich das erste Mal Liebe machte. Ich sage bewusst »Liebe machte«, denn so war es. Wir waren fast ein Jahr miteinander gegangen, wie man damals so sagte, waren sehr ineinander verliebt und gaben uns Hoffnung. Trotz aller Schwierigkeiten hielten wir zusammen. Wir lernten uns in der Schule kennen: ich eine Tochter aus einem sehr konservativen Elternhaus, er ein Junge, der ohne Vater aufgewachsen war und in linken Kreisen verkehrte.

Als wir »es« das erste Mal ausprobierten, drang sein Penis sanft in mich ein und lag einfach eine Weile da. Dank des ausführlichen Petting, das wir uns wochenlang geschenkt hatten, hatte ich keine Schmerzen, und mein Jungfernhäutchen war wahrscheinlich schon vorher gerissen. Schließlich bewegte er sich sanft in mir. Es machte ihn glücklich, und mich machte glücklich, dass er glücklich war.

Ich war nicht darauf aus, einen Orgasmus zu erleben. Ich wusste gar nicht, was das Wort bedeutet. Unerfahren, wie ich war, fehlte mir nichts.

In den nächsten Wochen und Monaten verfeinerten wir unser Liebesspiel, und nach vielleicht vier Monaten hatte ich das erste Mal einen Orgasmus. Es ist schwer, einen Orgasmus zu beschreiben, aber du bist dir ganz sicher, wenn du einen erlebt hast.

Noch heute kann ich mich genau an den Moment erinnern. Es war im Frühling, und wir lagen im Wald auf weichem Moos, halb bekleidet. Der Duft des Waldes, das helle Grün der jungen Blätter, das Zwitschern der Vögel – alles verschmolz zu einem bleibenden Eindruck. Wie ein strahlender Diamant prägte dieses Erlebnis meinen Körper und meine Gefühle. Es ist die Grundlage, auf der all meine sexuellen Erfahrungen gewachsen und gediehen sind.

Ich habe mich oft an diesen Augenblick und an diese Zeit in meinem Leben erinnert. Wenn ich meine sexuelle Initiation mit vielen Eindrücken von Freundinnen vergleiche, dann bin ich dankbar, weil ich meine ersten sexuellen Erfahrungen getragen von Liebe und Vertrauen machen durfte, mit einem Partner, der fast genauso jung und unerfahren war wie ich. Wir waren beide füreinander der und die Erste und eine große Liebe. Wir bewegten uns auf diesem Feld, trotz der vielen Ängste und Unsicherheiten, behutsam vorwärts.

Trotzdem ging diese Beziehung zu Ende, und im Laufe meines Lebens wechselten die Partner. Ich bekam Kinder. Mein Bedürfnis nach Sex war immer groß, die Lust hatte sich mir im Wald erschlossen.

Es gab eine Zeit, da dachte ich, ich sei eine Nymphomanin. Als einmal mein Partner vier Wochen auf Reisen war, wusste ich nicht, wie ich diese Zeit überbrücken sollte.

Bis zu meinem 45. Lebensjahr hatte ich meistens befriedigenden Sex, einen Orgasmus. Sobald der Sex nicht mehr stimmte, stellte ich die Beziehung infrage. Heute würde ich das anders machen.

Als sich nach insgesamt 30 Jahren Beziehungserfahrung eine Partnerschaft löste, beschloss ich, das erste Mal im Leben alleine zu bleiben.

In diesen Jahren lernte ich viel über mich. Ich begann, mit dem Wasserstrahl der Dusche zu spielen, um mich zu erregen und zum Orgasmus zu bringen. Zu Vibratoren hatte ich eine gehörige Distanz, zu fremd, zu mechanisch. Hier im Wasser erlebte ich meinen ersten klitoralen Orgasmus. Ich spürte, wie ich die sexuelle Energie, ohne sie zu entladen, in mir aufsteigen lassen konnte, sodass sie mir den gesamten Tag noch zur Verfügung stand.

Wenn ich jetzt hier sitze und schreibe und meine Aufmerksamkeit auf meine Klitoris richte, spüre ich, wie ein Strom von süßer Energie meine Vagina und meinen Damm berührt und in meinem Körper aufsteigt. Sensationell ist das! Genauso wie der Orgasmus im Wald mit meiner ersten großen Liebe, fand mich mein erster Orgasmus, den ich mir selbst schenkte, ohne dass ich ihn suchte. Ausgelöst durch zarte Wogen, überlief meinen Körper der Schauder, mein Becken zog sich zusammen, und dann verströmte ich mich.

Ich spielte mit Wasser und dem Strahl der Dusche. Anfangs beschleunigte ich den Orgasmus, indem ich Pornofilme vor meinem inneren Auge ablaufen ließ. Aber mehr und mehr konnte ich mich der Führung meines Körpers hingeben und mich überfluten lassen. Oder aufhören, ohne dass es zum Orgasmus kam, wohl wissend, dass die Erregungsenergie mir im Laufe des Tages von Nutzen sein würde. Manchmal kam es dann zu Orgasmen in unerwarteten Augenblicken, die ekstatisch durch meinen Körper fluteten.

Ich war – und bin – damit glücklich. Ich habe einen wichtigen Teil meines Körpers für mich entdeckt und erweckt. Er gehört nur mir, und ich bin von keinem anderen Menschen und dessen Lust abhängig. Jederzeit kann ich mein Lustzentrum aktivieren und mich mir hingeben. Ich liebe mich.

In einem Urlaub begegnete ich einer Frau, die seit ihrer Kindheit fast taub, aber nicht stumm ist. Deshalb kann sie ihre Worte nicht perfekt artikulieren, es klang für mich ungewohnt. Ich redete länger mit ihr. Sie, die diese nach meiner Meinung gravierende Einschränkung hat, sagte:»Unser Körper ist eine Sensation! Was wir mit unseren Sinnen wahrnehmen können, ist fantastisch! Berühren wir nur unsere Haut, die ja unser größtes Sinnesorgan ist: ein Wahnsinn! Alles, was wir durch andere bekommen, ist Zubrot.«

Die Erfahrung des klitoralen Orgasmus war ein wichtiger Schritt auf meinem Weg zu mir. Wen verwundert es, dass ich so spät diese Erfahrung gemacht habe: Ich habe die frauenbewegte Zeit verschlafen, und zwar in Betten mit Männern, die auch nicht genug darüber wussten. Während der Feminismus über klitorale Orgasmen sprach und schrieb, beschäftigte ich mich mit Mann und Kindern.

Mein Partner nach der längeren Single-Pause war ein Mann mit Tantra-Erfahrung. Aufregend und schön! Wollüstig! Gemeinsam besuchten wir ein Tantra-Seminar. Ich war aufgeregt und begierig, Neues zu lernen. Durch das Lieben mit ihm und durch das Seminar vertieften sich meine Fähigkeiten, auch während des sexuellen Zusammenseins ruhig und achtsam zu bleiben. Mein Partner zügelte mich oft, und so lernte ich, innezuhalten und nur wahrzunehmen, auch wenn das manchmal kaum auszuhalten war, weil ich auf der Welle dem Orgasmus entgegenritt. So erlebte ich vielfarbige Orgasmen, genoss mich und ihn, gab mich hin und verschmolz.

Und wieder sind da der Duft des Waldes, seine Farben und das Zwitschern der Vögel …

Heute erlebe ich manchmal vaginale, sogenannte G-Punkt-Orgasmen, oft klitorale Orgasmen, manchmal gar keine Orgasmen (und es ist trotzdem sehr schön) und gemischte Orgasmen – je nachdem, was gerade an meiner inneren Tür klopft. Es gibt in mir kein Streben nach etwas Bestimmtem, es gibt nur die Hingabe an den Augenblick, alleine oder gemeinsam.

Und immer mehr erlebe ich das, was ich für mich alleine entdeckt habe, auch zu zweit. Der Orgasmus steigt in mir auf, da ist eine Süße und ein Leuchten in mir, das sich auch auf meiner Haut ausbreitet. Stille, kein Bewegen – ein innerer Orgasmus. Mit einem Partner, der das ebenso genießt.

Bei einer Yoni-Massage erfuhr ich, dass es einen weiteren interessanten Bereich in unserer Vagina gibt: den A-Punkt. Es ist ein Bereich nahe dem Muttermund, näher am Muttermund als am G-Punkt gelegen (eigentlich »G-Zone«, d.h. »Gräfenberg-Zone«, benannt nach dem Gynäkologen Ernst Gräfenberg, oder auch »Göttinnen-Zone«). Ich bin sicher, dass die zarte Stimulation dieses Bereiches zu meinen inneren Orgasmen beiträgt. Ich erlebe manchmal »Sternenregen«, wie es in dem Buch »Vagina« von Naomi Wolf genannt wird – auch das ist ein wundervolles Wort für das orgiastische Gefühl. Zufriedenheit breitet sich aus, es gibt in diesen Momenten keine Wünsche mehr. Physiologisch gesehen ist das ein wundervoller Weg, seinen Blutdruck zu senken.

Im Nachhinein wurde mir bewusst, dass ich die Erfahrung dieses »inneren« Orgasmus machte, als ich mich spirituellen Themen zuwandte. Irgendwann war es mir nicht mehr genug, zwischen Kindern und Beruf, Haushalt und Beziehung hin und her zu hechten. Die Sehnsucht nach der Verbindung mit etwas Größerem, etwas Universellem breitete sich in mir aus, und wie durch Zufall traf sie auf einen Lichtstrahl, der in mein Leben hinein zu leuchten begann. Das Licht breitete sich aus und mit ihm die Fähigkeit meines Körpers, mit sich selbst vollkommen zufrieden zu sein. Das war vorher nämlich nicht so. Ich hatte ständig etwas an mir auszusetzen, von Schwangerschaftsstreifen über die Neurodermitis bis zum Speck am Bauch. Ja, ich wäre gerne wie eine perfekte spanische Erdbeere gewesen, die uns appetitlich aus dem Prospekt der Tageszeitung anlacht. Heute bin ich sehr zufrieden damit, dass ich gut rieche und schmecke – sowohl im übertragenen Sinn als auch wortwörtlich.

Sexuelles Subjekt oder Objekt?

All diese Erfahrungen machten mich froh. Ich wollte sie mit anderen Menschen teilen. Dabei stieß ich schnell an Grenzen. Mit Freundinnen über Lust und Selbstbefriedigung zu reden, war ein heißes Terrain. Frauen, die ich seit Studienzeiten meine Freundinnen nannte, verschlossen sich. Menschen, mit denen ich Beziehungsleid und -freud bis ins Kleinste durchdekliniert hatte, die all meine Macken, Fehlleistungen und Fehltritte kannten, zogen sich beim Thema »Selbstbefriedigung« zurück. Ich registrierte: »Tabu! Tabu!«, und wurde unsicher.

Und ich war verblüfft. Anfang der 1990er-Jahre hatten Freundinnen sich gegenseitig mit einem Spekulum, dem damaligen Untersuchungsgerät der Frauenärzte, Einblicke in ihre Vagina gestattet. In den nächsten zwanzig Jahren hatte ich mich nicht vorrangig mit dem Thema »Weiblichkeit« beschäftigt, aber ich ging davon aus, dass das Thema mittlerweile mit größerer Offenheit angesprochen wurde. Ein Irrtum!

Wie tabuisiert das Thema der weiblichen Lust und Selbstbefriedigung heute noch ist, zeigte sich mir im Kleinen, als ich mich mit einer Freundin in einem Café verabredete. Ich wollte mit ihr über das gerade in Deutsch erschienene Buch von Naomi Wolf »Vagina« reden. Ich traf etwas früher ein, holte das Buch aus der Tasche und legte es auf den Tisch. Nach einer kurzen Begrüßung bestand die erste Handbewegung meiner Freundin darin, die Cover-Vorderseite zuunterst auf dem Tisch zu platzieren. So war das gut sichtbare Wort »Vagina«, das auf der Titelseite des Buches prangt, verdeckt.

»Genau darum geht es«, sagte ich amüsiert zu meiner ansonsten nicht spießigen Freundin.

Sie stimmte in mein Lachen ein.

Ein weiteres Phänomen: »Wahrscheinlich ist es heute unter jungen Leuten deutlich einfacher, über Sexualität, Männlichkeit und Weiblichkeit zu reden als mit Personen meiner Altersklasse«, dachte ich. Pustekuchen! Es lebe die Prüderie.

Junge Frauen und Männer, mit dem Thema »Sexualität« seit der Grundschulzeit in Berührung, konfrontiert mit dem Thema »Pornografie«, seit sie den Mausklick beherrschen, sind stumm, wenn es um den liebevollen und offenen Umgang mit der eigenen und der Sexualität des Partners geht, um die Berührung und Benennung ihrer Geschlechtsorgane, um ihre sexuellen Bedürfnisse und darum, wie sie sich wirklich alleine oder miteinander befriedigen können. Gerade Mädchen wissen wenig über die Wunder ihres Körpers, über Selbstbefriedigung, über Orgasmen und darüber, wie sie ihre Wünsche gegenüber ihrem Lover ausdrücken können, ohne dass sich ihre Zunge verknotet.

Es gibt keine Sprache. Vor der Sprache kommt der Gedanke. Das Denken darüber, was sein könnte, wie es sein könnte, wie schön es sein könnte und was noch alles sein könnte, ist ein Tabu – und immer noch mit Angst und Unwohlsein besetzt.

Ich war schockiert. Welch ein Rückschritt. Umso mehr, als der Umgang mit Pornografie immer mehr um sich greift, sich quasi ein Pseudo-Erleben etabliert, vor allem bei jungen Männern, aber auch bei Paaren. Befriedige ich meine sexuellen Sehnsüchte durch Pornografie, dann entscheide ich mich dafür, die spanischen Erdbeeren anzuschauen, die wunderbar auf dem Hochglanzprospekt prangen und einem das Wasser im Mund zusammenlaufen lassen. Es sind die ersten Erdbeeren der Saison, und wenn man sich verführen lässt, sie zu kaufen, ist die Enttäuschung meist groß. Sie fühlen sich zu fest an und schmecken vor allem wenig nach Erdbeeren.

Kaufe ich mir im Mai oder Juni während der Erdbeersaison reife Beeren – oder noch besser, pflücke ich sie auf dem Feld und stecke sie direkt in den Mund –, welch ein Genuss, auch wenn sie nicht so perfekt aussehen. Und ja, im kalten März ist auch ein Schälchen spanische Erdbeeren schon ganz schön. Es ist nur wichtig, den Unterschied zu kennen und dann seine Wahl zu treffen.

Meine These ist: Die Verbreitung von Pornografie über das Internet und ihr massenhafter Gebrauch durch junge Männer führt zu mehr Sprachlosigkeit in den Beziehungen. Oder haben Sie schon mal von guten, stabilen Beziehungen gehört, in denen locker über den Pornografiekonsum des jeweiligen Partners gesprochen wird – beziehungsweise über das, was er dabei erlebt? Ich nicht. Eher wird solch ein Begehren – geht es von der Frau aus – als ein Eingriff in die Intimsphäre des Mannes betrachtet.

Es ist ein einsames Geschäft: die Augen auf den Bildschirm gerichtet und die Hand am Penis. Und wie begegnet der Mann seiner Freundin danach? Schuldgefühle und Zurückgezogenheit anstatt gemeinsame Freude am eigenen Körper und dem des Partners.

Ich weiß heute noch genau, wie mich als damals 16-Jährige die nackten Titelbilder auf den Zeitschriften »Playboy« und »Konkret« verletzten: Warum wurden Frauen so schutzlos und verwundbar dargestellt? Ich fühlte mich als Frau entblößt. Ich empfand es als Angriff auf meine Weiblichkeit, wenn mein Freund mit Pornovorlage onanierte. Es nahm mir Kraft und Würde – und es war tabu, das zuzugeben. Ein Gespräch auf Augenhöhe über das Thema war weder mir noch auf Initiative meines Freundes möglich. Galt doch damals als politisch korrekt:»Wer zweimal mit der Gleichen pennt, gehört schon zum Establishment.« Und ich wette, diese Schwierigkeit existiert heute unter jungen Menschen noch ganz genauso.

Heute kann ich dazu stehen, dass mich die Reduzierung von Frauen auf ihre Genitalien verletzt. Als junge Frau kämpfte ich mit mir und meiner gesellschaftlich geächteten Eifersucht. Meines Erachtens manifestiert unsere scheinbar so offene Gesellschaft das Unverständnis und die Trennung zwischen den Geschlechtern.

Für uns Frauen führt der Weg zu weiblichem Selbstbewusstsein über das Erkunden und Erfahren unserer weiblichen Geschlechtsorgane, über die Freude und die Lust an dem, was die Natur uns geschenkt hat. Welch eine Potenz! Und auf diesem Weg kann das Miteinander von Frau und Mann erblühen.

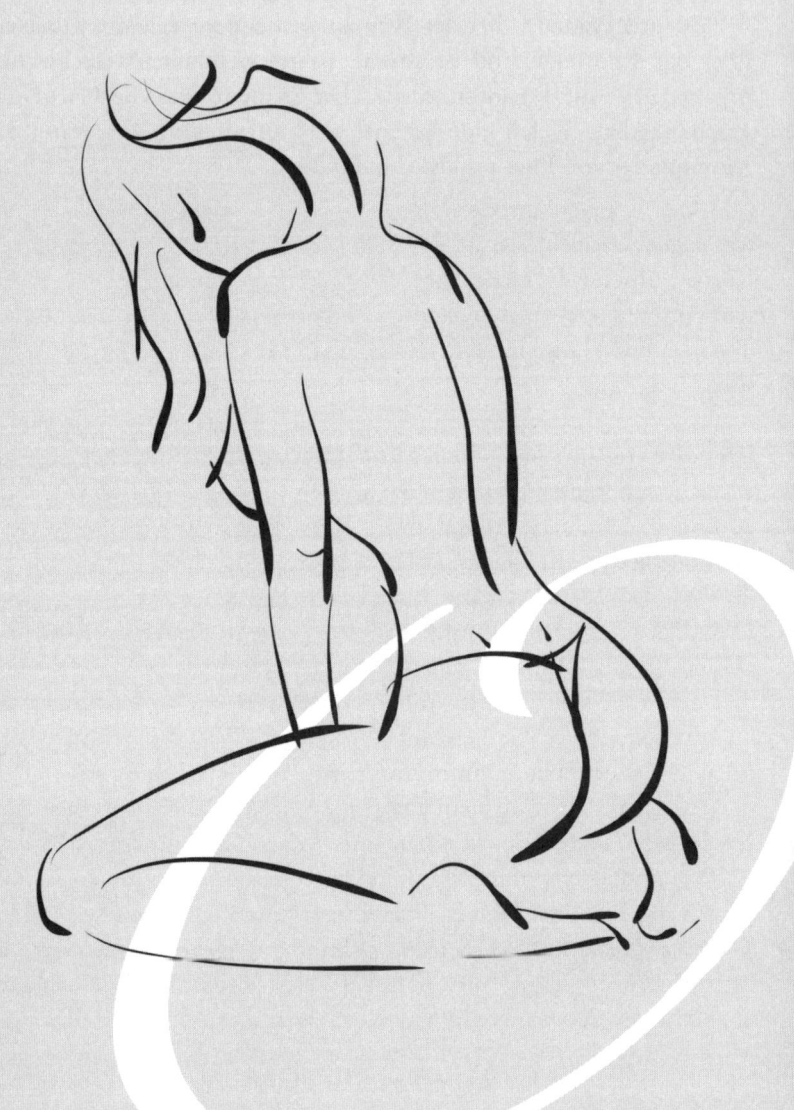

Die Sprache der Lust

Vagina – Möse – oder Yoni?

»Auch Sprechen, Reden ist eine Handlung. Wenn wir etwas sagen, dann haben unsere Worte eine Auswirkung auf unseren Körper, unseren Geist und auf die Welt. Eine wohlwollende Sprache wird uns Freude und Gesundheit [...] bescheren«, sagt der Mönch Thich Nhat Hanh in seinem Buch »Im Hier und Jetzt zu Hause sein«.[1]

Ich beschloss, über das Thema zu schreiben. Aber es war gar nicht so einfach, den richtigen Namen für das Objekt meiner Schreibbegierde zu finden. Mir fiel es sehr schwer, einen Begriff für die weiblichen Genitalien zu wählen – außer für die Brüste.

Das Wort »*Vagina*« kommt aus dem Lateinischen und bedeutet »Hülle für den Penis« – genauso wie »*Scheide*« die Scheide für das männliche Schwert meint. Außerdem beschreibt »Vagina« nicht die Gesamtheit der Genitalien mit Venushügel, Klitoris, äußeren und inneren Venuslippen, Damm und dem Bereich um den Anus. Über diese Gesamtheit und mein Erleben wollte ich aber schreiben. Ich beschloss, je nach Kontext einen entsprechenden Begriff zu wählen.

Jede und jeder von uns – außer diejenigen, die durch einen Kaiserschnitt das Licht der Welt erblickten – ist durch die engen Wände der Vagina gepresst worden, wurde umschlungen, gehalten, vorwärtsgedrückt. Die Vagina war unser Tunnel aus der Höhle der Gebärmutter ins Licht des Lebens. Neun Monate vorher hat unser Vater diese Vagina besucht, um das Ei der Mutter zu befruchten – und hoffentlich hatten die beiden Spaß dabei.

Wie auch immer die Beziehung zu unserer Mutter später aussieht – wir haben diese Wände passiert, sie haben mit uns in engster Berührung zusammengearbeitet, wir haben sie gespürt, gerochen, geschmeckt: die Vagina unserer Mutter. Sie hat uns vollkommen dabei unterstützt, ins Leben zu treten, als wir uns dafür entschieden hatten und reif und bereit dafür waren.

Wie kann es sein, dass es in unserer Gesellschaft gang und gäbe ist, diesen Körperteil, der für uns alle so entscheidend ist, mit dem schlimmsten aller Schimpfwörter zu belegen, das für Frauen auf dem Markt ist:»Fotze!?« Und dass Frauen das dulden …?

Es ist gut, diesen Umstand einmal auf sich wirken und das Monströse und Herabwürdigende dieses Wortes an seinem inneren Auge vorüberziehen zu lassen: Tatsächlich beleidigt jeder, der dieses Wort benutzt, sich selbst – und verletzt damit jeden, der zuhört.

Wenn wir es als Gesellschaft schaffen, Frauen und ihre Geschlechtsorgane respektvoll und voller Freude über ihre Schönheit und Kraft zu benennen, bedeutet das, dass Frauen mehr wertgeschätzt werden und Männer sich selbst mehr würdigen.

»Vulva« steht als übergeordneter Begriff für den Venushügel, die Klitoris und … die »Schamlippen«! Erneut begegnen wir einer herabwürdigenden Sprache: Wofür sollen wir Frauen uns schämen? Für unsere Körperteile, die uns Lust bringen? Für die Bereiche unseres Körpers, die dazu beitragen, dass neue Menschen geboren werden? Ich ziehe das Wort »Venuslippen« eindeutig vor, denn das sind sie; zart und sanft wollen sie berührt werden und stehen wie die Venus für weibliche Lust und Liebe.

Das Wort »*Schoß*« fasst im Deutschen alle diese genitalen Anteile zusammen. Im Alltagsgebrauch reflektiert es allerdings mehr den mütterlichen Aspekt weiblichen Lebens: Gebären, Trösten, Geborgensein. Es spiegelt für mich den hingebungsvollen Aspekt der weiblichen Sexualität, nicht den lustvollen, verlangenden.

»*Yoni*« ist das Sanskritwort für Vulva und Vagina. Es ist von »Mutterleib« abgeleitet und bezeichnet tatsächlich gleichzeitig alle inneren Organe wie die Gebärmutter und die Genitalien der Frau, die zur Zeugung und Reifung von Nachkommen wichtig sind. Das Wort »Yoni« steht somit auch für die Systeme im weiblichen Körper, die an der Entfaltung von Lust beteiligt sind.

Mythologisch meint »Yoni« den Schoß der Frau, aufnehmend und empfangend, aber auch ein Oval, eine Höhle, eine Quelle. Die Quelle, aus der alles Leben entspringt. Yoni als das offene Prinzip, das Annehmende, In-sich-Einsaugende steht im übertragenen Sinn für die Sinnesorgane, für Mund, Nase, Ohren, Augen (siehe auch www.tarambora.de). Yoni – trotz der Würdigung, die mit diesem tantrischen Ausdruck verbunden ist, kommt er mir immer noch schwer über die Lippen: zu exotisch, zu fremd.

Deshalb habe ich mich auf die Suche nach Namen gemacht, die all das – meine Vulva und Vagina, meinen Schoß mit allem, was mir Freude bereitet – treffend beschreiben.

Für die *Klitoris* finde ich den bekannten Ausdruck »Perle« oder »Perlchen« sehr schön. Sie fühlt sich wie eine kleine feste Perle an.

Für den gesamten Bereich der Vulva mit Klitoris über Vagina bis zu den erogenen Zonen des Dammes und des Anus fällt mir ein:

☾ Lustzentrum   ☾ Schatzkästlein
☾ Glücks- und Krafthöhle   ☾ Rose

Es ist wundervoll, wenn Sie weitere lust- und freudvolle Worte finden und verwenden.

Das individuell passende Wort für den Ursprung weiblicher Potenz zu finden, den Ort, durch den Menschen ins Leben gleiten, der uns in höchstes Entzücken versetzt, wenn wir durch ihn Liebe erfahren, dem wir zudem alle während unserer Geburt intim begegnet sind, erhebt uns, bringt uns näher zu uns selbst und zum anderen. Das gilt sowohl für die Frau als auch für den Mann.

Dein Glauben, dein Denken, dein Fühlen – dein Orgasmus

Überzeugungen einer selbstbewussten sexy Frau

Wir wissen heute mehr über uns, als Frauen und Männer jemals über sich, ihren Körper und ihre Sexualität wussten. Warum fällt es uns Frauen so schwer, dieses Wissen in unserem alltäglichen Leben umzusetzen? Warum ist es so schwer, über Sexualität und die eigenen Wünsche zu reden?

Die historischen Hintergründe zeigen, dass dies kein Wunder ist: Im frühen Mittelalter war die Kuh eines Bauern mehr wert als seine Frau; die Frau war praktisch seine Sklavin. Im Mittelalter wurden Frauen, die sich Kenntnisse über den weiblichen Körper angeeignet hatten und z.B. ihre Geschlechtsgenossinnen bei Geburten unterstützten, als Hexen verfolgt. Im 18. Jahrhundert wurde im Bürgertum ein Ideal von Weiblichkeit etabliert, das jedes offene Wort, jeden expliziten Willen, von einer Frau ausgesprochen, als unweiblich festschrieb. Bis zum Ende der 1970er-Jahre mussten Ehefrauen in Deutschland ihren Ehemann um Erlaubnis bitten, wenn sie arbeiten wollten.

Heute scheinen all diese Zwänge wie hinweggefegt. Aber im kollektiven weiblichen Unterbewusstsein sind sie vorhanden – und schleichen sich damit in das Leben jeder Frau. Individuell tragen wir die Erlebnisse und Ängste unserer Mütter und Großmütter, unserer Ahninnen und Urahninnen, eingebrannt in unserem Unterbewusstsein.

Es ist sinnvoll und notwendig, zu überprüfen, welche Ansichten unsere unterbewusste Welt bevölkern. Wer und was treibt sich da eigentlich herum? Stärken uns unsere unterbewussten Überzeugungen oder halten sie uns klein, abhängig und ängstlich? Darf ich voll in meine Lust treten oder ist das schlecht und muss ich dann mit Bestrafung rechnen? Was glaube ich darüber wirklich?

Nach meiner Meinung sind die eigenen unterbewussten Überzeugungen die großen Hemmschuhe, die uns davon abhalten, all das, was wir im Kopf wissen, zu leben. Deshalb stelle ich jetzt Überzeugungen vor, die uns in die Selbstliebe und in eine gelebte Sexualität auf Augenhöhe mit dem Partner tragen.

Welche Überzeugungen hegen Sie über sich selbst? Prüfen Sie sich aufrichtig! Mit einem kinesiologischen Muskeltest kann jede Frau und jeder Mann relativ leicht und zuverlässig testen, was er oder sie im Hinblick auf den eigenen Körper und seine Sexualität glaubt. (Eine Anleitung fürs Austesten finden Sie z.B. in meinem Buch »Stark oder schwach – Selbst-Muskeltests als Entscheidungshilfe in allen Lebenslagen«.[2])

Entdecken Sie selbstschädigende Überzeugungen, die Sie blockieren, oder stärkende Überzeugungen, die Ihnen fehlen, ist es an der Zeit, sie zu transformieren bzw. zu implementieren. Als eine effektive Methode dafür empfehle ich z.B. PSYCH-K®; mit dieser nicht invasiven Technik, die auf die Selbstermächtigung des Menschen abzielt und mehr Freude ins Leben bringt, arbeite ich seit vielen Jahren.

**Beispielhafte Überzeugungen für ein lustvolles Leben
mit meinem Körper**

☾ Mein Körper ist schön.

☾ Mein Körper ist schön, genau so, wie er ist.

☾ Meine Vagina gefällt mir.

☾ Ich liebe mich mit allen Facetten.

☾ Ich bin stolz auf meine Potenz, Kinder zu gebären.

☾ Ich sehe die Schönheit in meinem Körper, der vom Reichtum
meines Lebens gezeichnet ist.

☾ Meine Schwangerschaftsstreifen sind Ausdruck meines erfüll-
ten Lebens.

☾ Mein Körper ist ein Wunder.

☾ Ich bin meinem Körper dankbar für alles, was ich durch ihn
erleben darf.

☾ Ich bin dankbar für meinen Körper.

☾ Sexualität ist ein Ausdruck meiner Spiritualität.

☾ Mein Körper ist ein Tempel Gottes.

Überzeugungen, die Selbstwert und Sexualität verbinden

☽ Es ist richtig und wichtig, meine Sexualität zu leben.

☽ Es ist gut für mich, begehrenswert zu sein.

☽ Ich bin es wert und habe es verdient, Orgasmen zu erleben.

☽ Ich lebe meine Sexualität in voller Hingabe.

☽ Sexualität ist ein natürlicher Ausdruck meiner selbst.

☽ Ich liebe es, sexuell aktiv zu sein.

☽ Ich bin begehrenswert.

☽ Sexualität ist ein natürlicher Teil meines Lebens.

☽ Sexualität ist ein Ausdruck meiner Leichtigkeit.

☽ Sexualität gibt mir Kraft und Energie für mein Leben.

☽ Meine Weiblichkeit ist ein wichtiger Aspekt meines Lebens.

☽ Ich genieße die Fähigkeit meines Körpers, Lust zu empfinden, alleine oder zu zweit.

☽ Sex ist gut.

☽ Sex ist erlaubt.

☽ Sex ist erleuchtend.

☽ Ich bin klug, weiblich und voller Lust.

☽ Ich bin intelligent und lüstern.

☽ Es ist vollkommen okay, keine Lust zu haben.

☽ Es ist vollkommen in Ordnung, auch länger keine Lust zu haben.

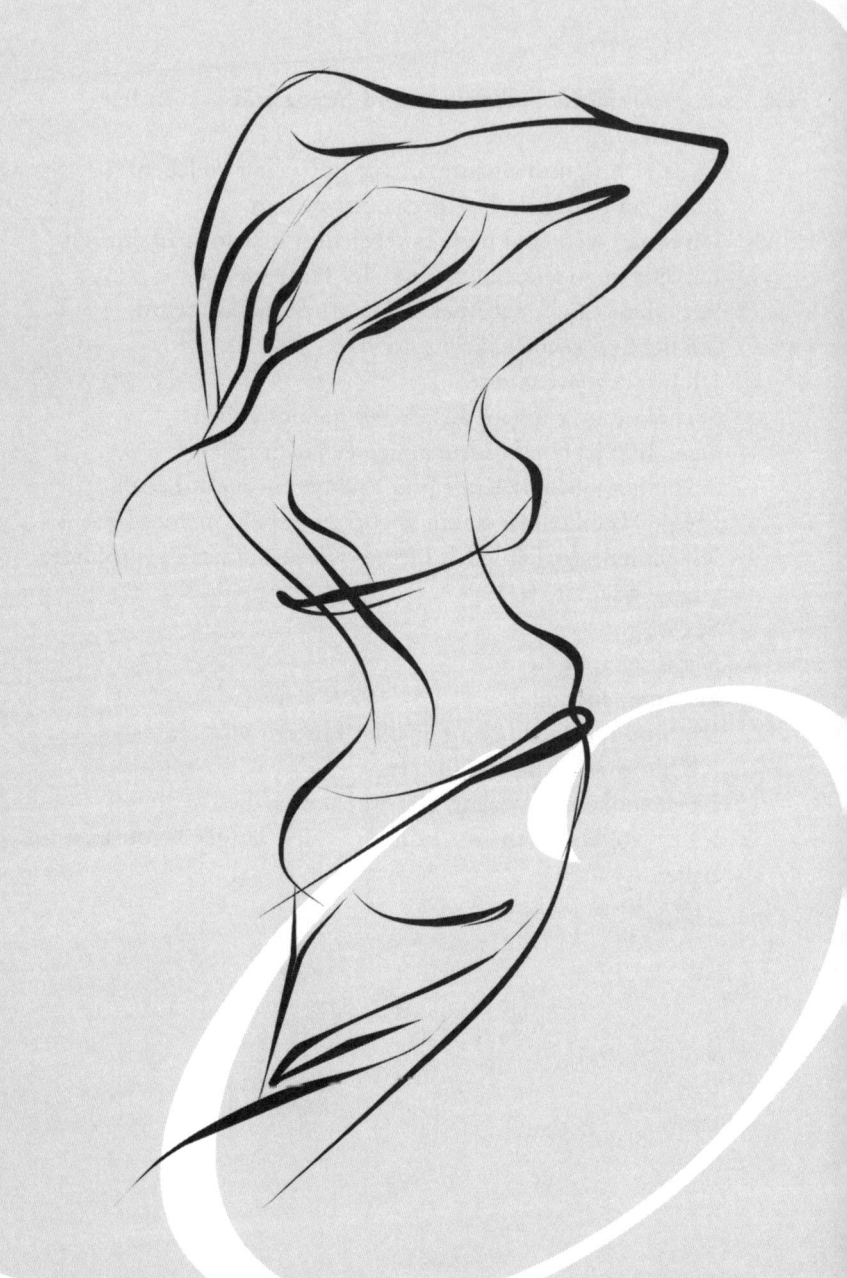

Erregung und Orgasmus

*V*or einem Jahr nahm ich an einem Frauenforum teil. Hier genoss ich die entspannte und heilsame Nähe eines Kreises, dem nur Frauen angehörten. Ich, die ich keine Schwester habe, war auf einmal umgeben von Schwestern.

In einer Fragerunde zum Thema »Sexualität« wollte eine etwa dreißigjährige Frau wissen: »Wie fühlt sich ein Orgasmus an, wie erkenne ich ihn?«

Meine erster Gedanke war: »Wenn du keine Fragen mehr hast, weil du genau weißt: Das, was du eben erlebt hast, war einer.« Genau so habe ich als junge Frau meinen ersten Orgasmus erfahren, ich bin geflogen, es war unbeschreiblich schön, ich war voll präsent und danach tiefenentspannt.

Es machte mich traurig, dass offenbar so vielen Frauen diese Erfahrung vorenthalten bleibt. Deshalb erscheint es mir wichtig, einige Erkennungsmerkmale eines Orgasmus zu beschreiben. Und zwar aus drei verschiedenen Sichtweisen:

☾ biochemisch,
☾ physiologisch,
☾ subjektiv.

Hormone und Neurotransmitter – die »Feel good«-Substanzen

Der Orgasmus ist ein Wechselspiel von Berührung, Bewegung, Chemie, Gefühl und Gedanken. Auf der biochemischen Ebene wirken Neurotransmitter und Hormone. Diese sind: Dopamin, Oxytocin und Endorphine. Auch das Sexualhormon Testosteron spielt bei Frauen und Männern eine bedeutende Rolle.

Zur Begriffsklärung: Hormone sind chemisch gesehen oft die gleichen Substanzen wie Neurotransmitter. Der Unterschied ist folgender: Neurotransmitter werden von Nervenzellen am Ende des Axons in den synaptischen Spalt ausgeschüttet und docken auf der anderen Seite an Rezeptoren der weiterleitenden Nervenzelle an. Das ist die Voraussetzung für die Weiterleitung des Reizes. Dieser Prozess findet im gesamten Körper statt, nicht nur im Gehirn.

Hormone werden dagegen in Drüsen produziert, z.B. in der Bauchspeicheldrüse oder der Nebennierenrinde, ins Blut ausgeschüttet und gelangen über die Blutbahn an ihren Bestimmungsort. In Abhängigkeit vom Ort der Produktion und der Art des Transports kann die gleiche Substanz einmal ein Neurotransmitter, ein anderes Mal ein Hormon sein.

So ist z.B. der Neurotransmitter Dopamin einerseits an Prozessen der Motorik, der Denk- und Wahrnehmungsfähigkeit beteiligt und spielt andererseits bei hormonellen Vorgängen in der Schwangerschaft eine maßgebliche Rolle.

Dopamin – der Kick

Dopamin als Neurotransmitter reguliert die Durchblutung von inneren Organen, wie der Vagina und der Gebärmutter. Die Erregung und das Anschwellen der Schwellkörper in den kleinen Venuslippen ist dopaminabhängig, genauso wie das Anschwellen der Schwellkörper des Penis, das zur Erektion des Penis führt. Dopamin als Hormon wird für die lebensnotwendigen Steuerungs- und Regelungsvorgänge vieler Organe benötigt. Es ist eine Vorstufe von Adrenalin. Dopamin wird auf dem Gipfel der Lust in großen Mengen ausgeschüttet. Es aktiviert das Belohnungssystem im Gehirn, dadurch geraten wir in einen Rausch der Euphorie. Die Vorgänge, die sich dabei in unserem Gehirn abspielen, gleichen den Effekten, die durch Spritzen von Heroin oder Schnupfen von Kokain hervorgerufen werden, nur sind sie gesünder.

Tatsächlich ist Dopamin wohl auch dafür verantwortlich, dass wir uns beim Sex mitunter wie Süchtige verhalten. Sobald wir sexuell erregt sind, erzeugt der Botenstoff einen unwiderstehlichen Antrieb zum Weitermachen – bis der Gier endlich der Orgasmus folgt und sich die Hormonaktivität in weiten Teilen des Großhirns und im Hypothalamus schlagartig verringert. Frauen wie Männer suchen nach dem »Dopaminkick« – so wird die Ausschüttung von Dopamin im Gehirn oft genannt. Dieser Kick regt uns an, stärkt unsere Konzentration, fördert die Motivation und verschafft uns Energie für unsere Ziele. Wir sind konzentriert, wach und energiegeladen, wir bewegen uns, es bewegt uns, anstrengungslos.

Dopaminkicks treten natürlich auch durch andere Erlebnisse auf: Jedes »Kling«, das den Eingang einer neuen E-Mail signalisiert, kann mit einer geringen Ausschüttung von Dopamin verbunden sein. Geselligkeit, Tanz, Sport und Spielen fördern die Dopaminproduktion.

Der Experte David J. Linden schreibt in seinem Buch »High – Woher die guten Gefühle kommen«, Dopamin sorge dafür, dass man sich mit sich selbst wohlfühlt und dass man sich fühlt, als hätte man ein stabiles Ego und wäre offen für neue Herausforderungen.

Naomi Wolf zitiert in ihrem Buch »Vagina« Dr. Pfaus aus Quebec: Dopamin verhelfe dazu, zur richtigen Zeit eine Entscheidung zu treffen, die für das Individuum in einer sich permanent verändernden Welt genau passend ist. Dopamin sei die Substanz, die bei der Auswertung des Selbstwertgefühls eine Rolle spielt.[3]

Ja, diese körpereigene Droge, die uns aktiviert und ausrichtet, uns euphorisch stimmt und uns Vertrauen in unsere Fähigkeiten gibt – sie wird von unserem Körper schon bei der Vorfreude auf den Orgasmus produziert. Und in noch größerem Maße, wenn wir ihn erleben, und zwar unabhängig davon, ob wir uns selbst zum Orgasmus streicheln, berühren und erregen oder ob wir ihn mit einer Partnerin oder einem Partner erleben.

Wichtig für unser Verständnis der sexuellen Prozesse: Bei sexuell frustrierten Frauen, die durch den Sex erregt werden, aber nicht zum Orgasmus kommen, flacht die Dopaminkurve in Erwartung von Sex ab. Folgt zu oft auf die Aufladung keine Entladung, dann verliert die Frau den Zugang zu der Aktivierungsenergie, die wir als »Erregung« bezeichnen. Sie wird unglücklich und gereizt, gerade in Bezug auf ihren Sexualpartner.

Ein niedriger Dopaminspiegel geht oft mit Abhängigkeitsverhalten, Mangel an Lustempfinden, Mangel an Ehrgeiz und Antrieb einher und kann so geradewegs in die Depression führen. Also kann ein zu niedriger Dopaminspiegel oder ein oftmals nicht erreichter Orgasmus sich direkt in der Beziehungsdynamik durch Unzufriedenheit oder Gereiztheit niederschlagen. Dagegen macht eine optimale Versorgung mit Dopamin uns Frauen selbstbewusster, euphorischer, kreativer und entschlossener.

Um noch einmal mit Naomi Wolf zu sprechen: »Deshalb nenne ich Dopamin die ultimative weibliche Substanz. Wenn eine Frau einen maximalen Dopaminspiegel hat, fällt es schwer, sie dazu zu bringen, sich selbst zu schaden. Es ist schwierig, sie in die Selbstzerstörung zu treiben, sie zu manipulieren oder zu kontrollieren.«[4]

Viele Wege führen nach Rom, und wir können auf verschiedene Art und Weise unsere Dopaminproduktion ankurbeln: durch Sport, durch Einkaufen, durch Kinder und Freunde und gemeinsames Lachen. Jeder Klick des Eingangs einer E-Mail führt zu einem kleinen Dopaminkick.

Es ist ein erfolgversprechender, uns Frauen in die Wiege gelegter Weg, sexuelle Lust zu erleben – im Kopf und im Körper, alleine oder zu zweit.

Das gesamte Dopamin-Belohnungssystem springt schon an, wenn ich meine warme Hand auf meine weiche Vagina lege.

Serotonin – relax!

Serotonin ist der Neurotransmitter, der uns das Gefühl gibt, »satt« zu sein. Wir entspannen. Beim Orgasmus fungiert Serotonin als der Gegenspieler des Dopamins. Im Körper des Mannes wird es zum Zeitpunkt der Ejakulation ausgeschüttet und zeigt primär eine hemmende Wirkung auf das Sexualverhalten und die Sexualfunktionen. Die Ausschüttung von Serotonin trägt dazu bei, dass Ruhe einkehrt, dass man müde wird und einschläft.

Bei Depressionen werden oft Arzneimittel verschrieben, die die Serotoninkonzentration im Gehirn erhöhen (SSRI – selektive Serotonin-Wiederaufnahmehemmer). Millionen Männer und Frauen nehmen sie zu sich, wobei die Frauen in der Überzahl sind. Das Sättigungsgefühl lässt auch die Motivation absinken.

Naomi Wolf bezieht sich in ihrem Buch »Vagina« auf eine Studie des französischen Wissenschaftlers Claude de Contrecoeur, der das Zusammenspiel von Serotonin und Dopamin erforscht hat: Dopamin stimuliere Motivationen und hebe Unentschlossenheit auf, schreibt er. Es aktiviere die Durchblutung, was ein maßgeblicher Faktor für seine antidepressive Wirkung sein könne.[5] Ein erhöhter Serotoninspiegel befriedigt unser Sättigungsgefühl. Contrecoeur hat entdeckt, dass ein erhöhter Serotoninspiegel Emotionen betäubt und das sexuelle Verlangen unterdrückt oder blockiert; er mache uns schläfriger und weniger aggressiv und man bewege sich sogar weniger.

Andererseits führe ein niedriger Serotoninspiegel zu erhöhter Dopaminausschüttung, was im Gegenzug eine Stimulation der Geselligkeit und Stimmung, der Aggressivität und Sexualität bewirke.

Die Einnahme von Antidepressiva beeinträchtigt also unmittelbar das sexuelle Verlangen und das Lustempfinden von Frau und Mann – und beim Mann zusätzlich die Fähigkeit zur Erektion.

Endorphine – und du lässt los

Wie körpereigene Schmerzmittel wirken die Endorphine. Beim Sex fördern sie die Entspannung und helfen Frauen, zum Höhepunkt zu gelangen. Für viele Frauen spielt die Fähigkeit, loszulassen, eine große Rolle. Je mehr die Frau dem Partner vertraut und sich von ihm begehrt fühlt, desto leichter kann sie die Kontrolle über ihren Körper abgeben und erreicht einen berauschenden Höhepunkt. In der Tat scheinen Endorphine auch eher beim sexuellen Genuss innerhalb einer vertrauten Beziehung bedeutsam zu sein als beim kurzen Rausch eines One-Night-Stands.

Noradrenalin

Einen großen Anteil an der rauschhaften Euphorie von Verliebten hat das Noradrenalin. Das in der Nebenniere gebildete Hormon hebt die Laune, erhöht unsere Aufmerksamkeit, vertreibt Hunger und Müdigkeit und dämpft Schmerzen. So lässt es sich erklären, dass manchmal eine Umarmung reicht – und wir vergessen unseren Stress.

Oxytocin

Oxytocin wird auch »das Bindungshormon« genannt. Es löst die Wehentätigkeit aus und unterstützt den Milchfluss. Es macht sexuell empfänglich. Es bindet uns an unsere Kinder und unseren Partner, sodass die Kinder die Chance haben, lange genug mit zwei Bezugspersonen aufzuwachsen – wobei dieses Zeitfenster im Laufe der menschlichen Evolution sehr unterschiedlich interpretiert wurde.

Resümee

Die Produktion der Neurotransmitter Dopamin, Noradrenalin, Serotonin und Oxytocin sowie der Endorphine wird durch befriedigende Sexualität stimuliert. Sie werden auch bei anderen Tätigkeiten produziert: wenn wir uns bewegen, Sport treiben, einen Spaziergang im Wald genießen oder uns genussvoll ernähren.

Tatsächlich haben wir es in der Hand – und das ist auch wortwörtlich gemeint –, für unsere eigene Stimmungsaufhellung zu sorgen: indem wir uns Zeit für uns nehmen, die Qualität unserer Vagina nutzen, uns den Orgasmus gönnen – überwältigend schön, alleine oder zu zweit – und unser körperliches Potenzial voll entfalten. Damit kurbeln wir unsere Dopaminproduktion an, die unser Selbstwertgefühl stärkt; es fällt uns leicht, uns zu entscheiden, uns zu entschließen, zu agieren. Und wir können durch den Gegenspieler Serotonin im richtigen Augenblick entspannen, in die Ruhe gehen und uns gleichzeitig öffnen.

Das Leben ist ein Wechselspiel, bei dem es immer wieder um Balance geht. Fehlt uns etwas, müssen wir nicht unbedingt Unmengen an Schokolade oder Bananen essen. Und sicher beugt die Produktion von Dopaminen, die bei unserem Orgasmus freigesetzt werden, auch Frustration und Depression vor. Also legt Hand an, Mädels!

Der Orgasmus – physiologisch gesehen

Was passiert eigentlich im Körper?

1. Die Erregungsphase

Durch erotische Gedanken, Gefühle und/oder Berührungen entsteht Erregung im Körper. Jede Berührung, jeder Ton und jeder Gedanke ruft die verstärkte Produktion von Neurotransmittern wie Dopamin und Noradrenalin hervor, die wie ein Schneeballsystem die weitere Produktion befeuern. In den gesamten Genitalbereich, die Vagina inklusive Anus und Damm, fließt mehr Blut ein. Die Feuchtigkeit in der Scheide nimmt zu, die Brüste vergrößern sich, die Brustwarzen werden empfindsamer und richten sich auf. Die Schamlippen öffnen sich leicht und schwellen genauso wie die gesamte Klitoris mit Venuslippen und Klitorisspitze an. Wir atmen schneller, und unser Herzschlag beschleunigt sich.

2. Die Plateauphase

Blut fließt in die Wände der Vagina ein und wird dort gestaut. Dadurch erweitert sich der hintere Bereich der Vaginalhöhle, während sich der vordere verengt. Das erste Drittel der Vagina wird durch die verstärkte Durchblutung enger und erzeugt damit die »orgastische Manschette«, die sich an jede Penisgröße anpassen kann. Erst durch all diese Prozesse ist für beide Liebende ein lustvoller Geschlechtsverkehr möglich. Die Klitoris erigiert – genau wie der Penis –, die Schwellkörper in den Venuslippen schwellen an und werden zwei-, dreimal so groß wie üblich. Jetzt – erst jetzt! – ist die Frau bereit, den Penis in sich aufzunehmen.

Viele sexuelle Probleme von Paaren entstehen dadurch, dass sich die Partner nicht die Zeit geben, die die Frau braucht, um vollkommen erregt zu sein. Der Mann kann erst mit voll erigiertem Penis in die Frau eindringen – umgekehrt ist die Frau auch erst bei starker Durchblutung und erigierter Klitoris bereit und offen. Paare nehmen sich eine sehr lustvolle Erfahrung, wenn sie dies außer Acht lassen.

3. Die Orgasmusphase

Der kommende Orgasmus kündigt sich zunächst durch zwei bis vier Sekunden dauernde Muskelkontraktionen der Vagina, des Anus und der Gebärmutter an. Die Gebärmutter richtet sich auf, um das männliche Sperma aufzunehmen. Der vordere Bereich der Vagina erlebt weitere Muskelkontraktionen, die die Spermien auf ihrem Weg in die Gebärmutter unterstützen. Danach breiten sich Wärme und Entspannung aus. Weitere Kontraktionen, weitere Orgasmen sind möglich.

4. Die Rückbildungsphase

Das Anschwellen der Genitalien geht nach zirka 30 Minuten zurück, die Muskeln entspannen sich. Gebärmutter und Vagina mit Klitoris und Venuslippen nehmen ihre anfängliche Position wieder ein.[6]

Eine subjektive orgiastische Erfahrung

Das Erleben vieler Frauen geht weit über diese dürren Worte hinaus. Haben sowohl die Frau als auch der Mann Lust auf Sex, dann wird gestreichelt, geküsst, berührt ... Die Brustwarzen der Frau stellen sich steil auf und werden hart, die Atmung beschleunigt sich, der Puls schnellt hoch. Sie küsst, knutscht, spielt. Sie spürt ihre feuchte Vagina, die Klitoris schwillt an und wird empfindlicher.

Die gesamte Haut wird zur erogenen Zone, ist überhaupt das größte Geschlechtsorgan, das Lust empfindet. Sie ist empfänglich für zarte und saugende Küsse, sie giert danach, gestreichelt zu werden, sanft oder fest, sie will Druck und vielfältige Berührung. Eine zarte oder auch festere Massage sowie Streicheln mit einer Feder oder mit einem Tuch wirken erregend.

Wenn jetzt der Partner die Oberschenkel der Frau streichelt und dabei wie zufällig die Klitoris berührt, stöhnt sie auf; es ist, als würde ein elektrischer Impuls durch ihren Körper fahren, sie ist elektrisiert. Am schönsten kann jetzt das Spiel sein, wenn er zart und langsam mit dem Daumen oder einem Finger vom Rand des Anus über den Damm und die Vaginalöffnung bis zur Klitoris streichelt und sich die Partner dabei in die Augen schauen.

Spannung baut sich auf, und voller Erwartung erfährt sie die Lust, wenn er die versteckte Perle berührt. Aah – ein Zucken. Und weiter in die Augen schauen, die Lust in den Augen teilen. Nicht wegschauen, beieinander bleiben. Die Spannung steigt. Ihr Becken hebt sich der Hand entgegen. Die Vagina wird unter seinen Fingern feucht.

Irgendwann sehnt sie sich nach Berührung in der Vagina, sie will etwas aufnehmen, etwas soll tiefer eindringen, der Finger oder der Penis oder ein Spielzeug. Die Vagina stimulieren, Druck ausüben. Sie erfährt eine tiefere umfassendere Art von Entzücken. Jetzt kurz innehalten – kleine Wellen an Energie gehen von der Vagina aus und pulsieren über den gesamten Körper.

Slow-down ist angesagt – Pause machen. Einfach stillhalten, den Atem des anderen hören, seinen Herzschlag spüren, seinen Geruch riechen, seine Haut schmecken. Wieder zurückgehen und die Brüste streicheln, die Arme, die Schenkel. Die erregten Regionen im weiblichen Körper beginnen sich zu vernetzen, fühlbar wie ein Strom aus prickelnden Elektronen – von der Klitoris zur Vagina, vom Anus über den Damm den Rücken empor.

Dann wird das Spiel heftiger, der Partner dringt in die Vagina ein, sie hebt sich ihm entgegen, kann es kaum erwarten – und plötzlich hält er inne. Er zügelt sie.

Etwas passiert auf einer feinen Ebene. Die einzelnen Bereiche senden Signale aus, das Pulsieren der Klitoris verbindet sich mit der Erregung im Damm und im Anus, die Vagina kommt aus der Tiefe hinzu – ihr Becken wird überflutet von Reizen, sie spürt Elektrizität im Damm, in der Vagina und in der Klitoris, auch im Anusbereich. Die Woge flutet eine Sperre und breitet sich als Entzücken über den gesamten Körper aus. Jetzt bewegen sich beide weiter – oder sie halten ganz still und lassen geschehen. Es ist köstlich. Die Haut ist wie elektrisch geladen, und die süße Energie strömt bis in die Haarwurzeln.

Es ist möglich, dass nach einer zarten Berührung der Klitoris sofort die nächste Welle aufspringt. Und das kann mehrmals im Laufe des Tages geschehen. Von der Perle der Klitoris ausgehend, strömt sie über den gesamten Körper, prickelt und lädt auf. Wohlig liegen die beiden da, um irgendwann energiegeladen aufzustehen.

So kann eine Frau einen Orgasmus erleben. Wie zu einem guten und sättigenden Gericht mehrere Zutaten und Gewürze gehören, die einer Mahlzeit einen ganz eigenen und abgerundeten Geschmack geben, besitzen wir einen Körper, auf dessen erotischer Tastatur wir sehr fein spielen können. Und es ist ein großer Unterschied, ob wir nur immer einen oder zwei Töne anschlagen oder ob wir die Töne zu einer Melodie verbinden. Diese kann einfach oder grandios sein. Auch frisch gebackenes Brot schmeckt gut! So ist der Orgasmus, der zufrieden macht und beglückt, ein Gericht aus vielfältigen Stimulationen, Berührungen, Zärtlichkeiten, Gerüchen und Worten, es ist eine Melodie aus Zartheit und Härte, aus Schnelligkeit und Gewahrsein. Entfaltet er sich, ballt sich die Aufmerksamkeit auf den Bereich der gesamten Vagina einschließlich der Klitoris, des Dammes und des Anusbereiches, bis er beim Zusammenziehen explodiert und seine Süße über den ganzen Körper verströmt.

Wow, wie viel Millionen Dopaminmoleküle der weibliche Körper in diesem Augenblick produziert – es ist ein Wunder! Ein solcher Orgasmus gibt Kraft und Kreativität für den gesamten Tag!

Ich bin davon überzeugt – und die Aussagen vieler Frauen bestätigen es: Ein Orgasmus macht und hält gesund. Er heilt auf vielen Ebenen. Deshalb erfahren wir auch so unterschiedliche Orgasmen, je nachdem, was unser Körper und unsere Seele gerade brauchen.

Den Beleg dafür finden wir in den wissenschaftlichen Studien über die Produktion von Glückshormonen, wie weiter oben dargelegt. Aber dieses Wissen kursierte schon bei weit älteren Kulturen, wie bei den Maya und Olmec. Sie beschrieben unterschiedliche Orgasmen, die in verschiedenen Lebenssituationen erlebt werden und nur eines zum Ziel haben: das Leben wieder in Fluss zu bringen und sich an das große Ganze anzubinden.

Das bedeutet, dass es keine spezifischen Orgasmen bei bestimmten Typen von Frauen gibt. Der Orgasmus, den wir erleben, entspricht dem, was wir gerade brauchen, vielleicht um uns aus immateriellen Ketten zu befreien, uns mit unseren Ressourcen zu verbinden oder um schwächende Gedanken oder Gefühle durch stärkende zu ersetzen. Er dient sowohl unserer seelischen als auch physischen Gesundheit.

Nach der schonenden Entfernung eines Eierstockes meinten die Ärzte, ich müsse jetzt drei bis vier Wochen enthaltsam leben. Mein damaliger Partner und ich hatten nach sechs Tagen zärtlichen und behutsamen Geschlechtsverkehr. Ich bin sicher, dass dies zur guten Heilung beigetragen hat.

Diese heilsame Wirkung hat der Orgasmus, egal, ob ich mich selbst oder mit einem Partner liebe. Der Situation angemessen taucht er auf und entfaltet sich. Ist das nicht magisch?

Weibliche Orgasmen bereichern die Frau, die sie erfährt, auf sehr verschiedene Art und Weise. Ich beziehe mich im folgenden Abschnitt auf Amara Charles, die in ihrem Buch »The Sexual Practices of Quodoushka – Teachings from the Nagual Tradition«[7] unterschiedliche Variationen des Orgasmus beschreibt sowie die Geschenke, die sie den Frauen bringen.

Der Springflut-Orgasmus

Wie eine Springflut entsteht dieser Orgasmus im G-Punkt und dehnt sich auf die tieferen Bereiche der Vaginalhöhle bis zum Muttermund aus. Dann breitet sich die Erregung aus und mündet in einer klitoralen Explosion. Nicht zu bändigendes, unerklärliches Lachen oder fließende Tränen sind sein deutliches Kennzeichen. Wasser ist in Bewegung, und viele Flüssigkeiten werden zwischen den Liebhabern ausgetauscht.

Immer wenn Ihre Gefühle Sie stark bewegen und wiederkehrende Wellen von Intimität und Zärtlichkeit fließen, dann erfahren Sie den Springflut-Orgasmus des Südens.

Wie im Sog einer Brandung werden die Liebenden aneinandergebunden, um im Ozean der Gefühle zu versinken. Das Geschenk des Springflut-Orgasmus ist, Selbstzweifel, Unsicherheit und Angst hinwegzuwaschen und uns mit der Quelle unseres Seins zu verbinden. Liebe und Zärtlichkeit hüllen uns ein, und wir schmecken die Süße des Lebens.

Der Wirbelsturm-Orgasmus

Im Gegensatz zum Springflut-Orgasmus beginnt der Wirbelsturm-Orgasmus durch die Erregung im Klitorisbereich und äußert sich in schnellen, kurzen Empfindungen, die in mehreren intensiven und ansteigenden Gefühlsausbrüchen gipfeln. Von einem bestimmten Punkt an dreht sich die Energie nach innen und kulminiert in einer mächtigen Implosion. Deshalb ist es gut, sich Zeit zu nehmen, um sich zu necken und zu überraschen – all das fördert diesen Orgasmus.

Häufig ist es so, dass der gesamte Körper in Anspannung zittert, bis der Orkan dann mächtig nach innen zieht und Schreie die Spannung lösen.

Manchmal erfahren wir diesen Orgasmus, wenn wir uns in unserem Leben geistig festgefahren oder verwirrt fühlen. Dieser Orgasmus befreit uns von Spannungen, Stress und selbst errichteten Einschränkungen. Das Geschenk des Wirbelsturm-Orgasmus ist Klarheit in unseren Köpfen, wir fühlen uns leichter, und manchmal beginnen wir dann etwas Neues.

Der Erdbeben-Orgasmus

Der Erdbeben-Orgasmus im Westen entsteht in den Tiefen der Gebärmutter wie Rollen oder Murmeln. Er beginnt mit milder Erregung, die sich stufenweise aufbaut und im Inneren mit Macht implodiert. Dieser Orgasmus erweckt Dankbarkeit und tiefe Intimität und ist deshalb hoch befriedigend. Erdbeben-Orgasmen beleben und kräftigen unseren Körper, sie kommen gewöhnlich in mehreren Höhepunkten und sparen auch nicht an Nachbeben. Die Nachbeben äußern sich in unwillkürlichem Zittern oder Schütteln bis zu mehreren Stunden nach dem Liebesspiel.

Obwohl Erdbeben für uns furchterregend erscheinen, bringen sie Heilung für den Planeten. Erdbeben-Orgasmen bringen das Geschenk der Gesundheit; sie signalisieren, dass wir physische und energetische Bewegung brauchen. Wir sollen mehr auf unseren Körper und seine Sehnsucht nach intimer Berührung und Freisetzung sexueller Spannung hören.

Der Vulkan-Orgasmus

Ein Vulkan- oder Feuerorgasmus des Ostens ist auf den gesamten Klitorisbereich fokussiert und zeichnet sich durch ansteigende, schnelle und leidenschaftliche multiple Orgasmen aus. Die Gefühlsäußerungen der Frau sind weitschweifend und gewaltig. Wenn die Hitze anfängt zu kochen, fühlt sich die Frau, als würde sie zu den Sternen katapultiert. Wir haben oft einen Vulkan-Orgasmus, wenn wir die Verbindung zu den kreativen und kosmischen Kräften des Lebens suchen.

Diese Orgasmen sind das Ergebnis lang anhaltender Beherrschung von Verlockung und Sehnsucht. Sie versorgen uns mit leidenschaftlichen Explosionen von heilender Kraft. Unreinheiten werden hinweggeschleudert, der Orgasmus hinterlässt eine Spur von Reinheit und innerer Ruhe.

Der Vulkan-Orgasmus bringt die Liebenden in Sphären, wo sie frei atmen, inspiriert werden und ihre tiefsten Sehnsüchte beleuchten können. Er gibt uns das Geschenk der Hoffnung.

Orgasmus und Energie

Der Orgasmus sollte uns mehr Energie geben, als wir dabei verlieren. Bei jedem Orgasmus unterscheiden wir energetisch zwei Phasen:

☾ die Phase der Aufladung, des Energieaufbaus,
☾ die Phase der Entladung, in der wir Energie abgeben.

In der Phase des Aufbaus steigern wir unsere Energie, wir sammeln sie an, damit sie im Höhepunkt gipfelt und sich entlädt – rauschend oder still, explosiv oder implosiv.

Ist die Ladung, die Sie aufbauen, schwach, dann wird die Entladung ebenso wenig aufregend sein. Wenn es z.B. zu schwierig ist, zum Liebesspiel zu kommen, weil Sie abgelenkt sind oder Sie sich überwinden müssen oder Sie Angst und Hemmungen haben und sich Ihrem Partner nicht so nahe fühlen, dass Sie seinen Penis in Ihrer Vagina spüren wollen – dann kostet die Aufladung sehr viel Energie, wahrscheinlich mehr, als Sie durch die Entladung gewinnen können.

Wollen Sie mit Ihrem Partner Sex haben, fühlen Sie sich jedoch angestrengt, dann ist es am besten, alle Erwartungen loszulassen, sich zu nichts zu zwingen und jede Kleinigkeit zu genießen, zu spielen, zu reden, sich verführen zu lassen.

Wenn Sie und Ihr Partner leicht und spielerisch miteinander umgehen, tut es Ihnen gut und lädt jeden automatisch auf. Fühlen Sie sich in Ihrer Beziehung aber angestrengt und verkrampft, haben Sie Angst, sich zu zeigen, wie Sie sind, oder auch nur zu sagen, was Sie meinen, dann wird Aufladen anstrengend, es kostet viel Kraft. Die darauf folgende Entladung kann zu Müdigkeit, Gereiztheit und Frustration führen.

Durch den Orgasmus entladen Sie die Energie, die Sie über kurze oder längere Zeit aufgebaut haben. Falls Sie das Gefühl haben, dass Ihnen der Orgasmus wenig Energie gibt, waren Sie vor dem Höhepunkt wenig stimuliert bzw. haben vielleicht viel Energie aufgewendet, um dorthin zu kommen.

Haben Sie dagegen eine Woche auf Ihren Liebsten gewartet, weil er auf Dienstreise war, laden Sie sich die gesamte Zeit des Wartens auf, vielleicht durch reizende und erregende SMS unterstützt, und stehen schon auf einer hohen Stufe von Energie und Erregung, wenn Sie ihn dann endlich treffen.

Stellen Sie sich eine Leiter vor, von der Sie von jeder Stufe ins weiche Heu springen können. Falls Sie nur auf die dritte Stufe steigen, ist der Kick wahrscheinlich nicht umwerfend – aber Sie sind gesprungen.

Von der zehnten Sprosse zu springen, regt uns auf, regt uns an, lässt uns lachen und jauchzen. Genauso ist es mit dem High-Level-Orgasmus. Davor sind wir aufgestiegen, wir haben uns gemeinsam amüsiert, uns gesehnt und aneinander gerieben. Es war leicht. Vielleicht waren wir überrascht, wie hoch wir schon sind, und plötzlich sind wir gefallen – ins weiche Heu. Wie herrlich!

Und jetzt stellen Sie sich vor, dass Sie mehrmals von der ersten Stufe, quasi ebenerdig ins Heu springen. Jedes Mal quälen Sie sich aus dem Heuhaufen heraus, ziehen sich auf festen Grund, suchen die juckenden Halme in den Kleidern und schütteln den Staub ab. Kein Gewinn!

Wenn wir zu wenig Ladung aufbauen und uns trotzdem entladen, schwächen wir auf Dauer unsere Lebenskraft. Ladung und Entladung sollen in Balance sein, wenn wir die »Orgasmusdiät« als eine Grundlage für unsere Gesundheit sehen. (Smile …)

Vier Realitäten, die wir während des Liebesspiels erleben können

Nach Serge Kahili King, der in seinen Büchern die Prinzipien der Huna, der hawaiianischen Schamanen, erläutert, haben wir Menschen Zugang zu verschiedenen Realitäten. Bei meiner Einordnung des orgiastischen Erlebens stütze ich mich auf sein System der vier Realitäten.[8] So zeigen sich die energetischen Unterschiede, die wir beim Liebemachen erleben, und werden verständlich.

Objektive Realität:
Alles ist getrennt

Obwohl der Mann ejakuliert und die Frau einen Höhepunkt erreicht, fühlen sich die Partner vereinzelt. Das Liebesspiel ist routiniert und schematisch. Beide Partner müssen sich sehr anstrengen, um überhaupt miteinander Sex zu haben. (Gedacht habe ich gerade:»... um miteinander ins Geschäft zu kommen« – und genau das drückt es aus, es ist eher ein Geschäft denn Liebe.) Die Partner springen von der untersten Stufe der Leiter. Sie gewinnen wenig Energie. Eigentlich möchte die Frau auf dieser Stufe nach dem Orgasmus gehalten und getröstet werden, aber sie zeigt das nicht. Sie spricht wenig, weil sie mit sich beschäftigt ist. Der Mann will alleine sein. Er fühlt sich distanziert und fremd. Beim Liebesspiel ist er auf sein Vergnügen bedacht, als wäre er in einer anderen Welt.

Beim Liebemachen mit sich selbst bedeutet diese Art von Orgasmus, dass ich keinen Zugang zu meinen wirklichen augenblicklichen Bedürfnissen habe und mich nur mechanisch stimuliere. Wer das bemerkt, hört damit auf, anstatt um einen Orgasmus zu kämpfen.

Subjektive Realität:
Alles ist verbunden

Hier erleben die Partner mehr physische Befriedigung als beim Orgasmus von Leitersprosse eins. Ladung und Entladung sind in Balance, die Partner fühlen sich nachher erleichtert. Vielleicht spüren sie eine zarte Herzensverbindung, die wachsen kann.

Die Frau gibt mehr als beim Orgasmus der objektiven Ebene und nährt den Mann. Sie liebt es, ihn zu halten und zu liebkosen. Sie ist entspannt und probiert Neues aus. Sie wird den Sex nicht verlängern wollen, geht aber befriedigt in ihr eigenes Leben hinaus. Der Mann will berührt und gehalten werden. Er hört zu und genießt das Gespräch. Er ist offen, bereit und von träumerischer Aufmerksamkeit. Nach dem Orgasmus fühlt er sich entspannt und klar, aber er hat der weiblichen Energie nicht erlaubt zu führen. Üblicherweise trennen sich beide; auch er geht in sein Leben.

Diese Art von Orgasmus beim Liebemachen mit sich selbst entspricht der schnellen körperlichen Entladung. Die Frau oder der Mann ist bei sich, drückt die eigenen Knöpfe – es reicht die dritte Sprosse der Leiter. Hier springt er oder sie, und das tut gut. Nach dem Orgasmus wendet sich die Partnerin schnell wieder anderen Dingen zu. Sie spürt nicht, wie die Welle langsam verebbt, von zahlreichen Gefühlssensationen begleitet.

Symbolische Realität:
Dein Erleben ist mein Erleben

Auf der dritten Ebene erleben die Partner Erfüllung. Sie sind auf emotionaler, körperlicher, geistiger und spiritueller Ebene verbunden. Die Lust des Partners wird als die eigene Lust wahrgenommen. Die Liebenden steigen auf eine hohe Stufe der Leiter, weil es keine Widerstände und Ablenkungen gibt. Sie spielen miteinander, küssen, schmusen. Alles ist im Fluss, sie agieren und reagieren, geben sich hin und übernehmen Führung im Wechsel. Die Entladung ist ausgedehnt, oft erleben sie mehrere Höhepunkte.

Sie gewinnen Energie; in der Freude, vom anderen begehrt zu werden, fühlen sie sich gewollt und attraktiv. Sie wollen mehr miteinander erleben.

So kann es schön sein, kurz vor dem Höhepunkt die Geschwindigkeit zu zügeln, das Liebesspiel zu verlangsamen oder gar zu unterbrechen, um auf eine höhere Ebene zu gleiten. Das ist, als würde man beim Hinaufklimmen auf der achten Stufe der Leiter stehen bleiben und hinunterschauen, um sich schon einmal von der Faszination des Fluges erfassen zu lassen. Um dann noch ein paar Stufen höher zu klettern.

Die Grenzen der Körper lösen sich auf und verschmelzen, die Partner bewegen sich als eins. Der persönliche Ausdruck und die Kreativität wachsen, und Heilung und spontane Einsichten fallen uns auf dieser Stufe zu.

Einem oder beiden Partnern können Bilder aus früheren Leben erscheinen, die Gesichter verschwimmen, Erinnerungen tauchen auf und entschlüpfen wieder. Das Gespräch ist sehr nah, und jeder unterstützt den anderen in seinem Bestreben.

Es ist wichtig, zu wissen, dass es unterschiedliches Erleben der Partner geben kann. Normalerweise befinden sich zwei Partner auf der gleichen Ebene, es kann jedoch auch Unterschiede im Gefühl von Verbindung und Hingabe geben. So kann es sein, dass ein Partner mehr mit äußeren Themen beschäftigt ist als der andere, und dieser zieht ihn dann auf die höhere Stufe mit. Möglicherweise erinnert sich nur einer der Partner blitzartig an Situationen aus früheren Leben, je nachdem, ob man die Existenz von früheren Leben überhaupt in Erwägung zieht.

Liebe mit sich selbst in der symbolischen Realität zeichnet sich durch liebevolle und zärtliche Berührung vieler Körperteile aus: Sie baden vielleicht, Sie streicheln sich, Ihre Arme, Ihre Brüste, Sie massieren die Finger, berühren zart die Vagina.

Die Frau verwöhnt sich vielleicht mit Öl und lässt sich Zeit. Sie folgt den Regungen, die sich während der Stimulation durch ihre

Hände, durch Wasser oder Spielzeug ergeben, indem sie deren Weg im Körper nachspürt. Wenn sie beginnt, die Kontraktionen zu spüren, die den Orgasmus ankündigen, atmet sie oft bewusst aus und entspannt sich wieder, lehnt sich innerlich zurück, um dann ganz sanft und vielleicht auf andere Art wieder zu beginnen. Das verlängert und vergrößert den Genuss sehr. Sie spürt, wie die erregte Region um die Klitoris ihre Nervenfinger zum Damm ausstreckt und auch in die Tiefe der Vagina dringt. Sie ist ruhig und genießt die Süße ihres Körpers.

Irgendwann wird alles eins. Manchmal schreit sie, weint und lacht. Jede Kontrolle ist wie weggeblasen.

Nach einiger Zeit spürt sie vielleicht den weiteren Wellen nach, die wieder zur Woge werden können. Irgendwann geht sie mit Lust aufgeladen in ihr äußeres Leben.

Ganzheitliche Realität:
Ich bin der Orgasmus

Mit sich selbst ist die Frau in träumerischem, zeitlosem Spiel. Ihre Gefühle, ihr Kopf, ihr Körper und ihr Geist sind im Einklang und lieben und genießen das Spiel mit sich selbst. Gedanken können kommen und gehen, sie schwebt, und gäbe es da nicht äußere Anforderungen, die irgendwann anklopfen, könnte es endlos andauern. Sie dehnt sich aus, ist verbunden mit Himmel und Erde. Aus dem Himmel fallen Geschenke in fruchtbare Krume und werden gewässert. Heilung findet statt, und tatsächlich weint sie manchmal, weil sie sich so erfüllt und gesegnet fühlt. Der Orgasmus geschieht einfach, absichtslos.

Partner erleben Ähnliches. Der Wunsch, auf allen Ebenen verbunden zu sein, ist die Grundlage dafür, miteinander zu reden, sich zu streicheln, sich zu küssen, absichtslose Liebe zu machen. Die oft unerwartete Entladung beflügelt die erneute Aufladung, und so geht das gemeinsame Spiel immer weiter. Die Bewegungen werden ruhig und sanft, die Stille vibriert, bis alles wieder von Neuem beginnt. Da sind keine getrennten Körper mehr, der Körper ist im Geist, und der Geist ist verbunden mit allem, was existiert.

Die Partner spüren intuitiv, was der andere braucht und was jetzt richtig zu sagen oder zu tun ist. Vergangenheit und Zukunft verschmelzen im Jetzt.

Nach dieser Art von Liebe und Sex sehen die Partner ihre Chancen, Möglichkeiten und Talente, und sie erkennen die nächsten Schritte ihres weiteren Weges. Die Kraft ihrer Gedanken wird ihnen klar.

Orgasmus –
was sonst noch wichtig ist

Wie erlebe ich einen Orgasmus, bei dem ich Energie gewinne?

Es klingt paradox: Das geschieht, indem ich die Erwartung daran loslasse, mich einfach dem Augenblick hingebe und viele kleine Zärtlichkeiten für mich oder meinen Partner finde. Und wenn ich einen Orgasmus in der subjektiven Realität erlebe, kann das wundervoll sein. Es ist vielleicht besser als alles, was ich vorher erlebt habe. Ich kann die Glut dieser Erfahrung nehmen, um weiter das Feuer zu entfachen. Machen Sie sich klar, dass wir lernende Wesen sind, auch beim Liebesspiel; dass unser Körper sich quasi notiert, was ihm guttut; dass mit jedem neuen Erleben zusätzliche Synapsen gebildet werden, die uns erinnern und es uns beim nächsten Mal leichter machen, abzuheben und zu fliegen.

Wenn Sie allerdings merken, dass der Orgasmus Sie mehr Energie kostet, als Sie dadurch gewinnen, dass Sie sich also eher abstoßen, dann sollten Sie etwas an der Situation verändern. Vielleicht sind Sie gerade zu sehr mit einem Problem beschäftigt und wollen sich durch Sex ablenken. Dann ist es besser, sich dem Thema zu stellen. Oder wenn die Energie zwischen Ihnen und Ihrem Partner nicht trägt, sollten Sie mit Ihrem Partner darüber reden. Es kann sein, dass Sie sich dadurch wieder mehr verbunden statt getrennt fühlen.

Ich meine keinesfalls, dass es sinnvoll sei, nach jedem Sex ein Bewertungsgespräch zu führen. Für ein Gespräch sind ein guter Ort und eine gute Zeit wichtig. Die Nähe, die wir beim Orgasmus erleben, lässt jeden Partner spüren, ob der andere uns nahe ist oder nicht. Hier kann nichts mehr verheimlicht werden – zumindest unterbewusst merken wir, wenn keine Verbindung da ist. Es kann sein, dass uns dies nicht bewusst wird, weil wir uns mit diesem Zustand längst arrangiert haben oder weil wir nichts anderes kennen. Jeder Partner sollte zum Ziel haben, mit dem anderen nicht nur körperlich, sondern auch geistig, emotional – und wenn möglich spirituell – verbunden zu sein. Diese Sehnsucht bleibt, sobald wir einmal einen Funken davon erleben durften.

Und dann gibt es diese Situationen, in denen ein Partner sich sofort nach dem Sex abwendet und der andere tief enttäuscht ist. Eventuell hat der eine einen Orgasmus der zweiten Ebene erlebt, ist also zwischen Abstoßung und Anziehung geschwankt, hat sich überlegt, ob er das wirklich alles will, während der andere einen Orgasmus der dritten Ebene erlebt hat, in dem er sich sehr verbunden fühlte.

Es wird Zeit, dass wir Worte für unser sexuelles Erleben finden und uns zuhören und mitteilen. Das bedeutet, dass wir uns ernst nehmen und dass es uns wichtig ist, uns weiterzuentwickeln. Wir schenken uns damit Energie und Lebensfreude.

Selbstverständlich ist die Einteilung in die vier Realitäten schematisch, und wie alle schematischen Darstellungen werden sie vom Leben infrage gestellt und korrigiert. Eine Systematik gibt uns auf der anderen Seite Kriterien an die Hand, mit denen wir das Kind beim Namen nennen können. Und das ist der Anfang.

Der Biologe Bruce Lipton sagte in einem Workshop, der sich mit bewusster und unterbewusster Wahrnehmung befasste, das Liebesspiel sei die einzige Zeit im Leben von Menschen, in der ihre bewusste und unterbewusste Aufmerksamkeit vollkommen in einem Moment zusammenfällt: im Jetzt. Unser Bewusstsein und unser Unterbewusstsein kreieren diesen Augenblick, in dem wir uns hingeben, weil wir lieben.

Auch aus diesem Grund ist die Fähigkeit, einen Orgasmus in der subjektiven oder in der symbolischen Realität zu erleben, so heilsam. Wir sind völlig im Hier und Jetzt, und ein stärkender und beglückender Hormoncocktail überflutet uns, Anspannung überlässt der Entspannung das Feld. Wir gewinnen Energie für das alltägliche Leben, die uns lebendig macht. Wir spüren unsere Vagina oder unseren Penis, auch wenn wir in der Schlange beim Einkaufen anstehen, und nehmen damit einen Körperteil von uns an und wahr. Unser Blutdruck sinkt bei stetigem sexuellem und liebevollem Austausch.

In der Zeit um 1900 wurde das »weibliche« Symptom »Hysterie« von manchen Ärzten kuriert, indem sie ihren Patientinnen durch die Massage der weiblichen Genitalien zu einem Orgasmus verhalfen: Es war bekannt, dass die Frauen so entspannten. So wie es heute einen Tennisarm infolge von intensivem Tennisspielen gibt, hatten einige Ärzte damals Beschwerden in ihrem »Vagina-Massage-Arm«, weil dieser zu stark beansprucht wurde … (Die Bezeichnung für dieses Symptom stammt von mir.)

Im Zuge dieser Entwicklung wurde der Vibrator erfunden. Auf der Exposition Universelle et Internationale im Jahr 1900 in Paris wurden über ein Dutzend Geräte angeboten, die bis in die 20er-Jahre in Magazinen für Hausfrauen und in Zeitschriften beworben wurden; sie sollten Verspannungen lösen, der Hysterie vorbeugen und die Jugend und Schönheit der Ehefrau erhalten.

Es gab eine Zeit, da war ich süchtig nach dem Orgasmus, um mich vom Stress meines Jobs zu erholen. Heute achte ich darauf, dass der Stress nicht mehr so groß wird. Aber wenn ich von Emotionen und Gefühlen durch einen Orgasmus überschwemmt werde, mit denen ich nicht rechne, wenn ich weinen, schreien, lachen muss oder ganz still bin, dann bedeutet das Heilung. Nach meiner Meinung gibt es wenige Erfahrungen, die so alltäglich sind und gleichzeitig so tief und transformierend wirken.

Wovon ein befriedigender Orgasmus nicht abhängt

Wie ich einen Orgasmus erlebe, hängt von der Art der Energie ab, die zwischen mir und mir (bei der Selbstliebe) oder zwischen mir und meinem Partner fließt. Die Intensität und Schönheit eines Orgasmus hängt nicht davon ab, …

☽ ob Sie Schwangerschaftsstreifen haben,
☽ ob Sie andere Narben haben,
☽ ob Sie 5 Kilo zu viel wiegen (wer entscheidet, was zu viel ist?),
☽ wie Ihre Vulvalippen geformt sind,
☽ wie groß oder klein Ihre Brüste sind,
☽ wie tief Ihre Vaginalhöhle ist oder

☾ wie lang Ihr Penis ist,

☾ wie schön Sie – an gesellschaftlichen Standards gemessen – aussehen,

☾ ob Sie den Orgasmus alleine oder zu zweit erleben,

☾ wie oft Sie einen Orgasmus haben.

Eine Freundin erzählte mir von einem wundervollen Erlebnis mit einem Liebhaber, der beim ersten Anblick ihrer Schwangerschaftsstreifen sagte: »Du gefällst mir! Deinem Körper sieht man an, dass du gelebt hast.«

Jeder von uns kennt das: Im März liegen die ersten Erdbeeren in den Auslagen der Obststände. Sie kommen von weit her. Und wir sind verzückt und erliegen den Verlockungen, die uns den Sommer vorgaukeln. Wir kaufen ein Schälchen und sind enttäuscht: Sie schmecken nicht! Sie sind hart und ohne Aroma. Wo sie doch so schön aussehen. Jetzt warten wir lieber auf den Mai, wo die in unserer Region gereiften Erdbeeren auf dem Markt sind. Am besten ist es, sie selbst zu pflücken. Sie sehen vielleicht nicht so umwerfend aus, aber sie sind ein Genuss!

Genauso ist es beim Orgasmus. Sind wir innerlich bereit und verbunden, spielt das Äußere keine Rolle mehr. Im wahrsten Sinne des Wortes geht es um »innere« Werte. Und ich bin lieber eine aromatische und saftige Erdbeere mit äußerer Macke als eine rot gefärbte, die nach Pappe schmeckt.

Ein weiteres Thema, das hier eine Rolle spielt, ist die Intimrasur. Ich erinnere mich noch sehr gut an meine allerersten zarten Liebesbande. Der Junge, der sich mir damals näherte, lag bei einem Schulausflug neben mir im Gras. Er pflückte einen Grashalm und kitzelte mich, die ich mich schlafend stellte, vorsichtig unter meinen Achseln.

Er berührte zart meine Achselhaare. Ich hatte nur wenige blonde, was ich bedauerte, und ich war mir der erotischen Anziehung, die diese auf meinen Mitschüler hatten, sehr bewusst. Seither finde ich Achselhaare unwiderstehlich, bei Männern und Frauen. Und mit Schamhaaren geht es mir genauso. Hätte ein Mann seine Schamhaare gänzlich rasiert, würde ich eher distanziert reagieren. Nichts gegen eine extravagante Frisur des Haarbusches, aber überhaupt keine Haare? Und wie immer bei diesem Thema: Entscheidend ist letztlich der persönliche Geschmack.

Anziehung, die dazu führt, dass wir einen Menschen als Partner in Erwägung ziehen, findet nicht über eindimensionale äußerliche Selektion statt. Der Geruch spielt eine große Rolle, die Hormone, die wir riechen; vielleicht der Humor, das Lachen. Naomi Wolf berichtet Folgendes: Männer erkennen unterbewusst am Gang einer Frau, wie intensiv ihr orgiastisches Erleben ist. Ein bestimmter Beckenmuskel, der eine Rolle beim Orgasmus spielt, ist besonders trainiert, und das drückt sich in der Bewegung aus. Wahr oder falsch?

Vor Kurzem äußerte sich ein Freund mir gegenüber über den heißen und innigen Sex, den er mit seiner Partnerin erlebt: »Sie kann sich vollkommen hingeben.« Dann schaute er mich an: »Und du bist auch so.«

Woher wusste er das? Ich hatte es ihm nicht erzählt.

Fragen:

☾ Welche orgiastischen Realitäten haben Sie schon erlebt?
☾ Und war das alleine oder mit einem Partner/einer Partnerin?

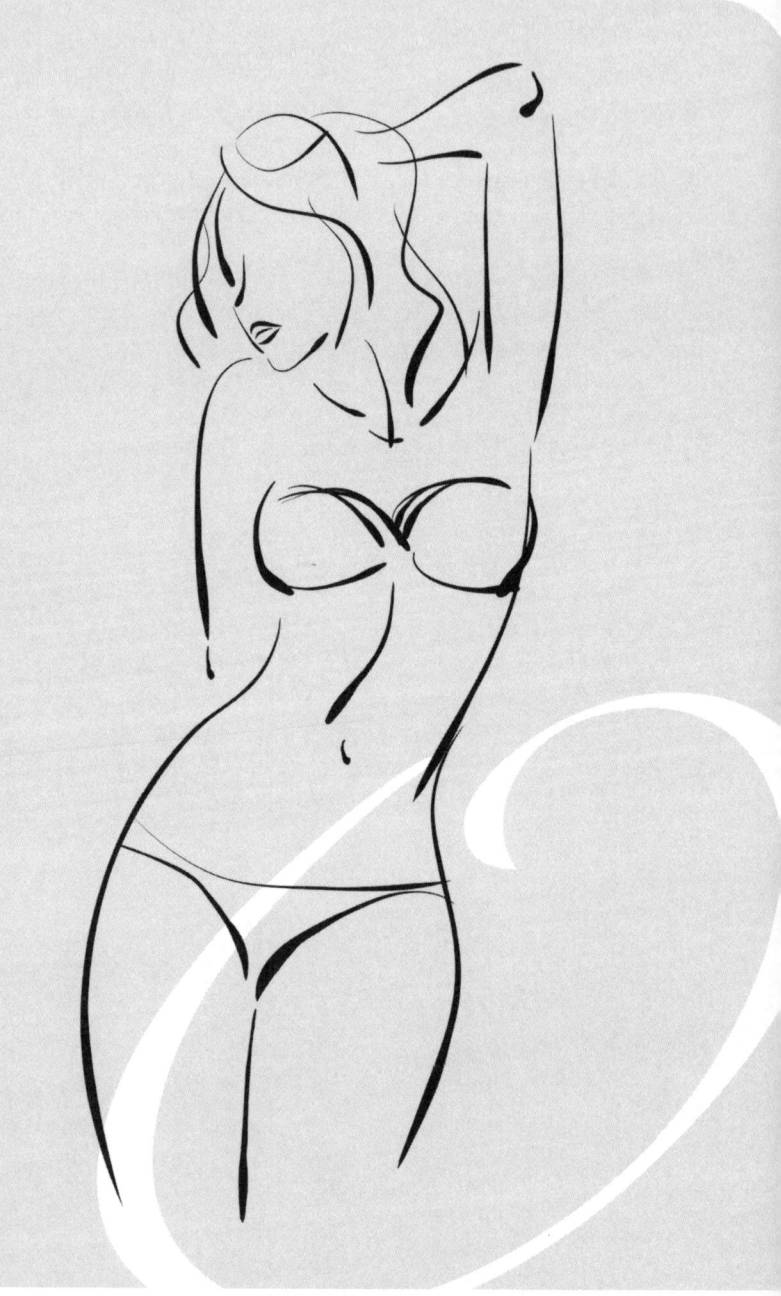

Die Vagina – macht glücklich und froh

*H*aben Sie schon einmal Ihren Finger in Ihre Vagina geführt? Falls ja, was haben Sie gespürt? Und haben Sie die Kälte des Spekulums empfunden, wenn ein Arzt es eingeführt hat? Haben Sie Schmerzen oder unangenehmen Druck gespürt, weil er unvorsichtig war?

Wenn Sie irgendetwas gespürt haben – wovon ich ausgehe –, ist auf einfache Art die Behauptung widerlegt, die Vagina sei nicht mit Nervenzellen ausgestattet. Immer noch vagabundiert in den Köpfen vieler Frauen und Männer die Behauptung, in der Vagina gebe es keine Nervenzellen. Natürlich sitzen auch hier Nervenenden – jedes Körpergewebe, sofern es nicht abgestorben ist wie Hornhaut, wird durch neuronale Netzwerke innerviert. Ansonsten könnten Prozesse wie die Produktion von Feuchtigkeit nicht stattfinden, Schmerzempfinden beim Dehnen oder während der Geburt wären nicht möglich. Und der angenehme Druck beim Eindringen des Penis würde auch nicht gefühlt, denn der Reiz würde nicht in unser Gehirn gesendet.

Unsere Vagina ist nicht tot! Sie ist äußerst lebendig und ein Körperteil, mit dem jeder Mensch mindestens einmal im Leben in innigsten Kontakt gekommen ist – Kaiserschnittkinder ausgenommen. Bei unserer Geburt sind wir alle durch die Vagina unserer Mutter geglitten oder gepresst worden – je nachdem, wie die Geburt ablief. Die mütterliche Vagina ist das Tor zur Welt für jede Frau und jeden Mann. Würdigen wir sie als solches!

Der Mythos der »tauben« Vagina hält sich hartnäckig. Geht man im Internet auf die Suche, erhält man immer noch Informationen wie diese: »Die Scheidenwand verfügt über keine Berührungssensoren. Eine vaginale Stimulation der Frau erfolgt nur indirekt durch die

Reizung der die Scheide umgebenden Strukturen. Bei der Erregung der Frau spielen Klitoris und Klitorisvorhaut eine weitaus größere Rolle.«[9]

An dieser Stelle wird es Zeit, den Begriff »Vagina« neu zu definieren. Ich schließe mich hier in meinen weiteren Ausführungen der Definition von Naomi Wolf an, die unter dem Begriff »Vagina« die Vulva, die Venuslippen, die Klitoris und die Scheide bis zum Gebärmutterhals zusammenfasst.[10] Die Klitoris ist ein wichtiger Teil dieses umfassenden weiblichen Geschlechtsorgans.

Vagina mit Klitoris

»Nach neueren Erkenntnissen ist die Klitoris ein weitaus größeres Organ, als allgemein angenommen und publiziert, tatsächlich beträgt ihre Länge zirka elf Zentimeter und ihre Nervenenden reichen bis in die Vaginalhöhle und in die Schenkel hinein. Die allgemein als Klitoris erachtete außen sichtbare Klitorisspitze ist also lediglich ein Teil des Organs.«[11]

Wissenschaftler gehen heute davon aus, dass der Orgasmus durch viele verschiedene Stimuli ausgelöst werden kann; so kann z. B. vaginale Stimulation einen klitoralen Orgasmus bewirken. »Die oft anzutreffende Unterscheidung in klitorale und vaginale Orgasmen beruht nach Ansicht der Wissenschaftler auf der gängigen Fehleinschätzung über die Größe der Klitoris. Man könnte die Klitoris wohl auch als die Spitze des Eisberges bezeichnen.«[12]

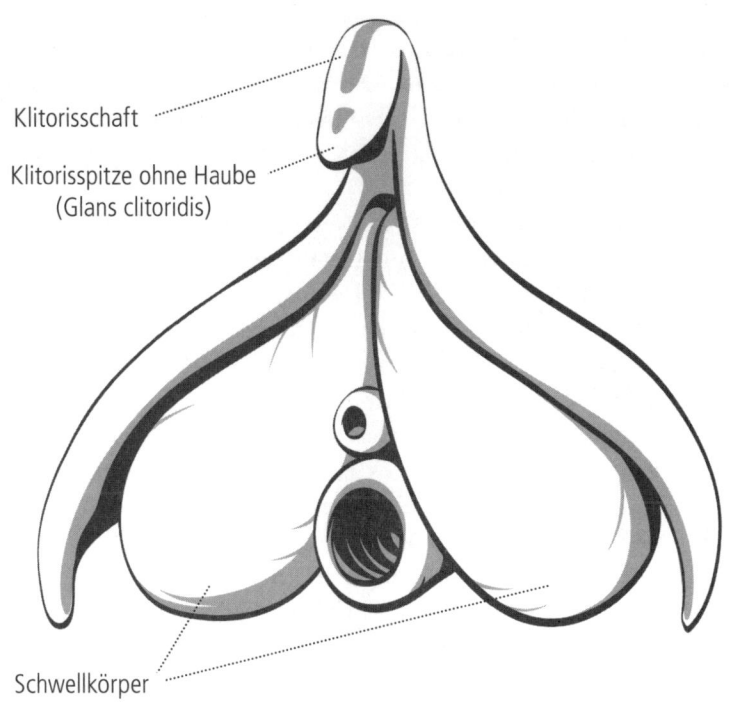

Klitorisschaft

Klitorisspitze ohne Haube
(Glans clitoridis)

Schwellkörper

Nur ein kleiner Teil der Klitoris ist also äußerlich sichtbar. Sie umfasst ein ganzes System von Nerven und Schwellkörpern. Wie die Schwellkörper des Penis schwellen die Schwellkörper der Klitoris beim Empfinden von Lust an, indem Blut einströmt. Die Schwellkörper nehmen an Größe zu und geben die Klitorisspitze oder Perle frei. Sie befinden sich in den inneren Schamlippen.

Wenn Sie Ihre Klitorisspitze im Spiegel anschauen wollen, ist es hilfreich, die Klitorisvorhaut vorsichtig nach oben zu ziehen. Die Glans clitoridis, die Spitze, erscheint als kleiner, nur Millimeter großer hautfarbener Zapfen.

Der Eisberg, von dem oben die Rede ist, ist in Wahrheit unsere gesamte warme und weiche Vagina. Der Bereich zwischen unseren Beinen, der einer Rose ähnelt, manchmal wie ein Blüte verschlossen, manchmal sich öffnend und dann voll erblüht, verschafft uns Frauen größte Lust.

Unter den zarten Häuten ist das gesamte Organ mit unzähligen Nervenenden ausgestattet, die auf Berührung reagieren. Die Spitze der Klitoris enthält bis zu 8000 Nervenzellen. Sie können äußerlich stimuliert werden, und da sie durch ein Nervennetzwerk mit der gesamten Vagina verbunden sind – also auch mit den Innenwänden der Scheide –, auch durch vaginale Stimulation.

Entscheidend ist: Die Klitoris ist der einzige Teil des menschlichen Körpers, der nur den Zweck hat, Vergnügen zu bereiten. Im Gegensatz zum männlichen Penis, der zum Urinieren gebraucht wird und für die Reproduktion zur Verfügung steht, hat die Klitoris einer Frau nichts mit der Fähigkeit, Kinder zu gebären, oder mit dem Pinkeln zu tun. Mit anderen Worten: Die wissenschaftliche Funktion der Klitoris ist einfach, den Orgasmus der Frau zu ermöglichen.

Die Prostata ist tatsächlich auch bei den Frauen vorhanden und ist verantwortlich für die weibliche Ejakulation beim Orgasmus. Schon im 16. Jahrhundert wurde die unter dem Begriff »Paraurethraldrüse« wissenschaftlich erfasste weibliche Prostata entdeckt, aber erst durch die 20-jährige Arbeit des Slowaken Dr. Milan Zavia wurde sie als voll funktionsfähiges Organ anerkannt. Seit 2001 ist die weibliche Prostata nach Ann-Marlene Henning ein international akzeptierter Begriff.[13]

Die Prostata von Frauen ist kleiner als die männliche, aber länger. Sie liegt von der Klitoris aus gesehen innen an der vorderen Wand der Vagina und umschließt die Harnröhre. Die Prostata hat eine leicht geriffelte Oberfläche und ist eine Ansammlung von rund 40 Drüsen und Gängen, mehr als dreimal so viel wie beim Mann. Während des

Orgasmus produzieren die Drüsen ein Sekret, das durch die Gänge in die Harnröhre geleitet wird. Manchmal wundert sich eine Frau nach dem Orgasmus, warum es zwischen ihren Beinen so feucht ist. Alles männliches Sperma? Nein, vielleicht auch ihr Ejakulat! Der G-Punkt liegt genau in diesem Drüsengewebe. Beschrieben wird die G-Zone als Gebiet mit sehr empfindsamem Gewebe; vermutlich ist sie ein Teil des Prostatagewebes. Dieser Bereich kann mit dem Finger oder durch den Penis stimuliert werden und trägt zu intensiven Orgasmen bei.[14]

Wichtig zu wissen ist, dass die einzelnen Punkte oder Regionen wie die Klitorisspitze oder die Prostata zum Einzugsbereich des Klitorisgewebes gehören und dass ein großes neuronales Netz alle diese Zonen verbindet. Genauso hochsensibel ist der Bereich in den Tiefen der Scheide, der am Gebärmutterhals liegt. Jede dieser Stellen kann erregt werden und trägt damit im Wechselspiel zur Erregung der gesamten Vagina und letztendlich des gesamten Körpers bei!

Die gesamte Vagina wird durch die Beckennerven innerviert. Aus dem Rückenmark kommend, treten sie bei den Sakralwirbeln aus und verästeln sich immer weiter, unter anderem in das Gebärmutter-Vagina-Geflecht und den sogenannten »Schamnerv«, der Klitoris, Damm und Anus mit Nervenenden versorgt. Cluster (Anhäufungen) neuronaler Aktivität stellen wir an der Gebärmutter, zu beiden Seiten der Vaginalhöhle, am Rektum, an der gesamten Klitoris und entlang des Dammes fest.

Entscheidend: Das Nervengeflecht des weiblichen Sexualorgans ist bei jeder Frau einzigartig. So wie kein Gesicht dem anderen gleicht, wie auch keine Venuslippen denen einer anderen Frau im Detail gleichen und wie kein Blatt an einem Baum einem anderen Blatt völlig gleicht, so sind die neuronalen Verästelungen in den weiblichen Geschlechtsorganen individuell unterschiedlich ausgeprägt.

Diese Ausführungen haben weitreichende Konsequenzen:

◖ Geschichtlich gesehen wurde der Klitoris im Mittelalter in der Alten Welt mehr Bedeutung zugesprochen als in den letzten beiden Jahrhunderten. Nach der Entdeckung, wie Kinder gezeugt werden und heranwachsen, trat die Bedeutung der Klitoris in den Hintergrund. Die Frau wurde auf eine Geburtsmaschine reduziert, ihre Lust spielte keine Rolle. Freud stufte den klitoralen Orgasmus als »nicht erwachsen« ein und empfahl Frauen eine Behandlung, damit sie vaginale Orgasmen empfinden könnten.

◖ Wir sollten uns dessen bewusst sein, dass ein Dammschnitt, der bei Geburten oft vorgenommen wird, um den Durchtritt des kindlichen Kopfes zu erleichtern, einen Teil der sexuellen Empfindungsfähigkeit der betroffenen Frau zerstört. Ein Dammschnitt zertrennt das hochsensible und leicht erregbare Dammnervengeflecht, das die Erregung ins Rückenmark und damit weiter ins Gehirn leitet. Wie viele Frauen fühlen bei der Berührung oder Dehnung ihres Dammes Schmerz? Oder gar nichts, weil das Gewebe vernarbt ist? Früher wurden Frauen vor der Geburt nicht über die Bedeutung dieses Schnittes aufgeklärt. Ich frage mich, ob den Gynäkologen die Brisanz dieses Schnittes damals bewusst war. Und ob man mit einem solchen Eingriff auch so leichtfertig umgegangen wäre, wenn ein Beckennerv des Mannes davon betroffen gewesen wäre, der das männliche Erregungspotenzial beeinflusst hätte. Zum Glück hat sich in dieser Hinsicht viel geändert. Ärzte gehen mittlerweile weit verantwortungsbewusster mit den Gebärenden um.

☾ Die unterschiedlichen neuronalen Ausprägungen der Vagina führen zu unterschiedlichen sexuellen Vorlieben, genauso wie ihre unterschiedliche Anatomie.

Unterschiedliche Vagina-Typen – unterschiedliche Lust?

Wir erfahren die Welt durch unser Geschlecht. Ob wir ein Junge oder ein Mädchen sind, ist für unser gesamtes Leben entscheidend. Jeder Mensch nimmt die Wirklichkeit durch die Brille seines Geschlechtes und seiner Sexualität wahr.

Das bedeutet, dass jeder Mensch, der sich nicht wirklich mit seinem Geschlecht und seinen Genitalien verbunden fühlt, von Grund auf in seinem Leben geschwächt ist.

Wenn jemand glaubt: »Ich bin irgendwie nicht richtig«, oder: »Meine Venuslippen sehen nicht schön aus«, oder: »Ich schäme mich dafür, Brüste zu haben«, begrenzt diese Überzeugung die Lebenskraft – und zwar in jedem Lebensbereich. Es ist, als würden wir immer einen unserer Füße nicht wahrnehmen, als würde er sich wie nicht präsent anfühlen. Dann wären wir auch in unserem Leben behindert.

So sind viele von uns eingeschränkt, weil sie ihre Genitalien nicht wirklich wahrnehmen, sich nicht gut mit ihnen fühlen.

Sie nehmen vielleicht den Unterschied nicht wahr, weil Sie den anderen Zustand nicht kennen – wie es z. B. sein könnte, wenn ...

☾ Sie wissen, wie sich Ihre Vagina anfühlt, und zwar in jedem Augenblick, in dem Sie die Aufmerksamkeit auf sie lenken;

☾ Sie den prickelnden Energiestrom spüren, der in jeder Sekunde von Ihrem Damm und Ihrer Vagina in Ihrem Körper aufsteigt;

☾ Sie Ihre gesamte Vagina mit inneren und äußeren Venuslippen und der Klitoris so genau wie Ihr Gesicht kennen.

Obwohl wir auf der einen Seite mit Bildern und Informationen über sexuelle Praktiken überschwemmt werden, wissen wir nicht, wie wir uns mit unserem Genital fühlen – bzw. wir fühlen unser Genital nicht. Ob und inwiefern das für Männer gilt, kann ich als Frau schwer beurteilen. Dieses Thema hat keinen Raum in der Öffentlichkeit. Da sich dieses Buch vor allem auf die weibliche Sexualität bezieht, werde ich ausführlich auf Vagina-Typen eingehen und mich darauf beschränken.

Die folgende Unterscheidung der Vagina-Typen basiert auf Lehren der Cherokee, die Doris Christinger in ihrem Buch »Auf den Schwingen weiblicher Sexualität«[15] veröffentlicht hat, sowie auf Praktiken der Maya und Toltec, die mündlich überliefert und erstmals in dem Buch »The Sexual Practices of Quodoushka« von Amara Charles[16] festgehalten wurden. Darin wird betont, dass wir uns der Sexualität mit Verantwortung und Weisheit nähern sollten. Erfüllte Sexualität ist ein Wert an sich, kann aber, genauso wie gute Nahrungsmittel, als »heilende Medizin« erfahren werden. Nur wenn wir Verantwortung für unsere Sexualität übernehmen, wird sie auch diese Auswirkung auf unser Leben haben.

Zuerst einmal: Es macht Spaß, die eigene Vagina zu entdecken. Es macht Freude und bringt einen – eventuell leisen – Dopaminkick, wenn wir sie berühren und erforschen. Es heilt, weil Scham verschwindet.

Jede Vagina ist schön und ist es wert, zelebriert zu werden. Leider haben Frauen fast nie die Gelegenheit, die Vulva und Vagina anderer Frauen zu betrachten und sich darüber auszutauschen.

Die Einteilung in blumige Vagina-Typen soll die Lust am Entdecken der eigenen Vagina fördern, die Schönheit der verschiedenen Typen hervorheben und zeigen, warum Frauen mit ihrer individuellen Anatomie unterschiedliche Arten von Berührungen vorziehen und lieben.

Trotz ständigem Gerede über Sexualität und der Darstellung von standardisierten weiblichen Genitalien befinden wir uns in Bezug auf wirkliches Wissen über diese Themen noch im Mittelalter. Ich behaupte, dass der augenblickliche Status quo Menschen beiderlei Geschlechts eher verunsichert statt aufklärt – vor allem junge Menschen. Frauen wie Männern täte eine Art »Liebesschule« gut, in der ein wertschätzender und angemessener Umgang mit Sexualität und den Genitalien gelehrt wird.

Mit fundiertem Wissen und liebevoller Hingabe findet jede Frau mit jedem Typ von Mann Erfüllung. Viele sexuelle Begegnungen, die heute stattfinden, dienen nur dem Hungerstillen. Weit besser wäre es, ein sättigendes und raffiniertes Mahl zu genießen, statt sich – bildlich gesehen – mit trockenen Kartoffeln vollzustopfen.

Die Anatomie einer Frau sagt viel darüber aus, wie sie Lust und Erregung erfährt. Ihre erotischen Zentren wie die Venuslippen, die Klitoris, der Göttinnen-Punkt (G-Punkt) und der Bereich um den Muttermund herum beeinflussen sich gegenseitig im Spiel der Erregung. Zu erforschen, wie wir sie durch Streicheln, Reiben, Drücken und Pressen stimulieren können und wie sie sich gegenseitig erregen, eine Frage aussenden, eine Antwort erhalten, die erste kleine Welle schicken und warten, bis die Flut kommt – das macht einfach Spaß. Es energetisiert. Es öffnet für das Wunder unseres wundervollen Körpers und fördert die Vertrautheit mit ihm. Es erhöht unsere Autonomie.

Ich empfehle jeder Frau, ihre Vagina so kennenzulernen wie ihr Gesicht, denn sie ist tatsächlich genauso einzigartig. Und indem wir Frauen uns anschauen, uns berühren und streicheln, heilen wir uns, weil wir Tabus brechen, weil wir einen wichtigen Teil unseres Körpers erforschen, annehmen und ihm Wert beimessen – statt uns dafür zu schämen.

Stellen Sie sich vor, Sie würden nicht wissen, wie Ihr linker Fuß aussieht. Sie würden nicht darauf achten, wie er sich beim Gehen anfühlt, und Sie würden ihn nicht pflegen, weder die Fußnägel schneiden noch die Haut eincremen oder ihn massieren. Wahrscheinlich wäre ihr Gang nicht in Harmonie, etwas fehlte.

Wie unsere Venuslippen aussehen, ob sie eher dick oder zart sind, ob die Spitze unserer Klitoris mit einer Haube verdeckt ist oder offen liegt, ob unser G-Punkt leicht oben in der Vagina zu erreichen ist oder tiefer stimuliert werden sollte – all das wissen wir meistens nicht.

Darum geht es bei den folgenden Aufzeichnungen über Vagina-Typen – wohl wissend, dass sie Standards sind, die von der Wirklichkeit anders interpretiert werden. Dennoch sind sie hilfreich und erhellend im Hinblick auf …

☾ die Größe und die Umrisse der inneren und äußeren Venuslippen,
☾ die Form des Hutes über der Klitorisspitze,
☾ die Tiefe und Weite der Vaginalhöhle,
☾ den Sitz des G-Punktes.

Dieses System nutzt das Medizinrad mit den vier Himmelsrichtungen als Ordnungssystem und ordnet hier die verschiedenen Vagina-Typen ein. Damit gibt es nur Positionen auf gleicher Ebene.

Anatomische Charakteristika
und optimale Stimulation

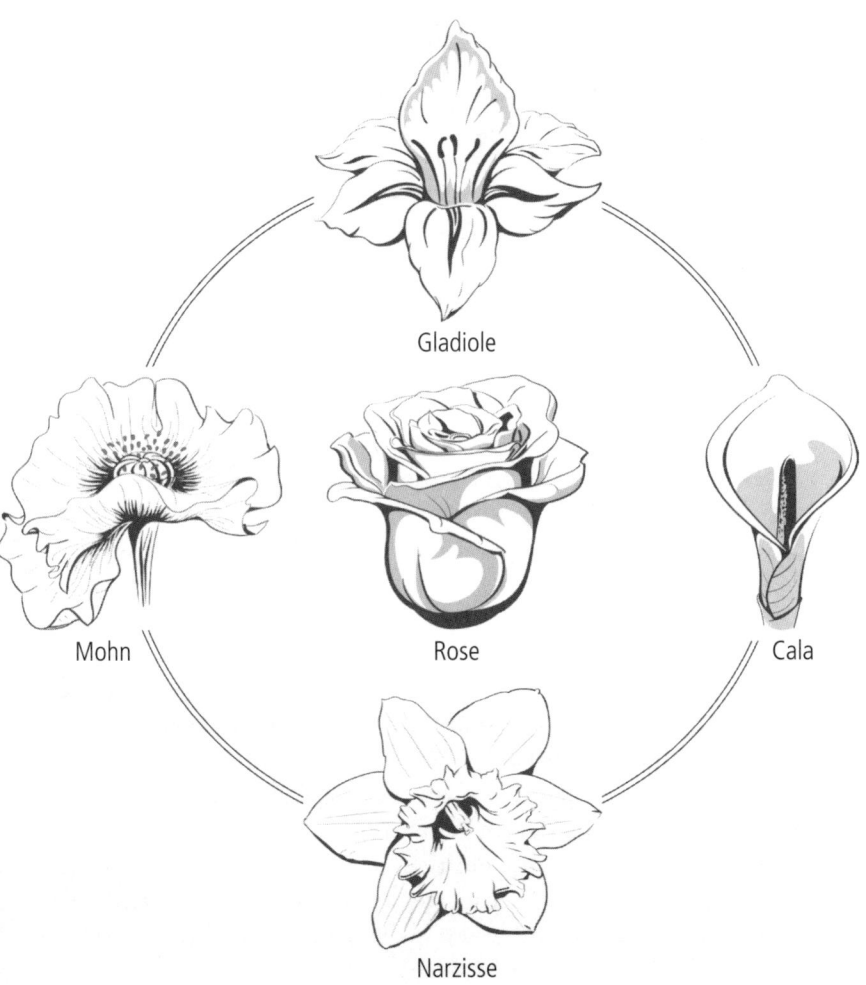

Gladiole

Mohn

Rose

Cala

Narzisse

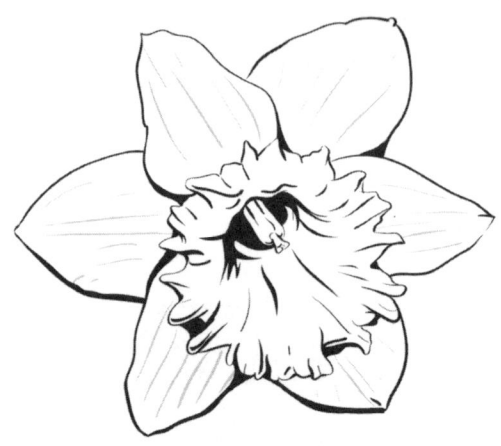

Die Narzissenfrau

- **Charakteristische Merkmale:**

Eines der hervorstechenden Merkmale der genitalen Anatomie der
Narzissenfrau ist die lange, tunnelähnliche Kapuze, die die Klitorisspitze bedeckt. Ein anderes ist die wie aufgeschwollene, manchmal
rundliche Gestalt ihrer Vulva, die oft einen ausgeprägten Rosa-Ton
hat. Narzissenfrauen mögen es, dass diese Kapuze lebhaft gestreichelt
oder daran gesaugt wird. Sie genießen oralen Sex. Sie haben eine tiefe
innere Höhle, und das bedeutet, dass sie sich von Herzen kommen-
den und ausschweifenden Geschlechtsverkehr wünschen.

Die Frauen im Süden des Medizinrades, wo die Gefühle beheimatet sind, antworten emotional, oft mit freudigem Lachen, aber auch
mit Tränen, während sie den Penis in sich spüren.

Der Süden ist auch die Position des Elementes Wasser – so sind
Narzissenfrauen fast immer feucht, auch wenn sie nicht erregt sind.
Wenn sie ihre natürliche Feuchtigkeit schätzen, werden sie sich an
ihr erfreuen.

- **Form der Haube:**
  ein langer, zarter Tunnel,
  der die Klitorisspitze vollkommen bedeckt

- **Größe der Vaginalhöhle:**
  zwischen 13 und 18 cm tief

- **Ort des G-Punktes:**
  ziemlich tief auf halbem Weg – oder tiefer

- **Stimulation:**

Die Narzissenfrau genießt ein ausgiebiges Vorspiel und oralen Sex, liebt heftiges Saugen und Vor- und Zurückgleiten entlang der Schwellkörper, die sich von der Klitorisspitze in ihren inneren Venuslippen ausbreiten. Sie liebt es, ihren Schamhügel am Partner zu reiben, und sie wünscht sich eine Herzensverbindung, um die Fülle ihres Orgasmus gemeinsam zu erleben.

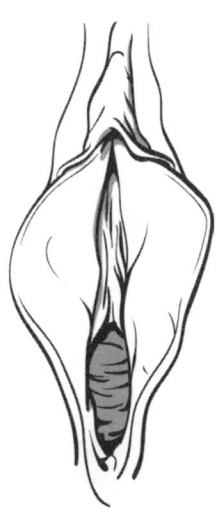

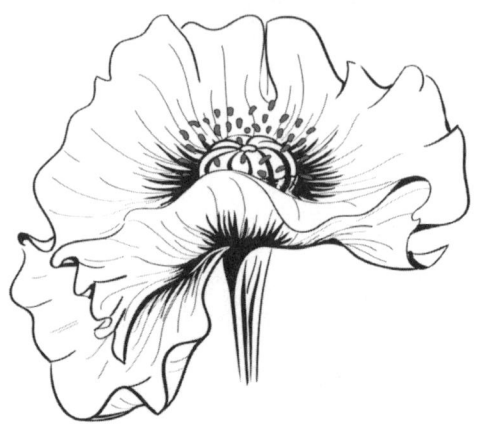

Die Mohnblumenfrau

- **Charakteristische Merkmale:**

Eines der hervorstechenden Merkmale der genitalen Anatomie der Mohnblumenfrau sind ihre großen hervorquellenden äußeren Venuslippen, die als Hautfalten nach unten hängen. Manche Frauen des Westens regen sich vielleicht über ihre großen Venuslippen auf, dabei können sie stolz darauf sein, denn viele Liebhaber genießen es, an diesen prächtigen Falten zu saugen und sie zu schmecken.

Andere eindeutige Merkmale sind der etwas weite Eingang der Vaginalhöhle und die geringe Tiefe. Für die Mohnblumenfrau ist es wichtig, Positionen zu finden, die ihr ermöglichen, tiefe Stöße während des Geschlechtsverkehrs zu kontrollieren, damit sie keine Schmerzen erfährt. Das ist z.B. möglich, indem sie ihre Beine zusammenhält, so kann sie mit ihren Schenkeln das Eindringen ihres Liebhabers regulieren. Wenn sie erregt ist und gute Positionen findet, erweitert sich die Kraft und Tiefe ihrer Höhle.

- **Form der Haube:**
  mit vielen hängenden Falten

- **Größe der Vaginalhöhle:**
  zwischen 5 und 8 cm tief, weite Öffnung,
  5–6 cm im Durchmesser

- **Ort des G-Punktes:**
  auf halbem Weg,
  ungefähr zwei Fingerglieder

- **Stimulation:**

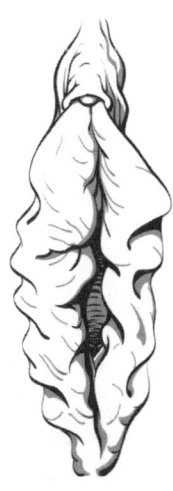

Die Mohnblumenfrau genießt eine sehr langsame Geschwindigkeit, bis sie sich dem Orgasmus nähert; sie liebt viele Arten des Vorspiels, sanftes Reiben der Falten auf beiden Seiten ihrer Klitorisspitze, Saugen und Lecken der Lippen, manchmal unter der Haube; sie liebt oralen Sex und jede Menge sinnliches Spiel vor, während und nach dem Orgasmus.

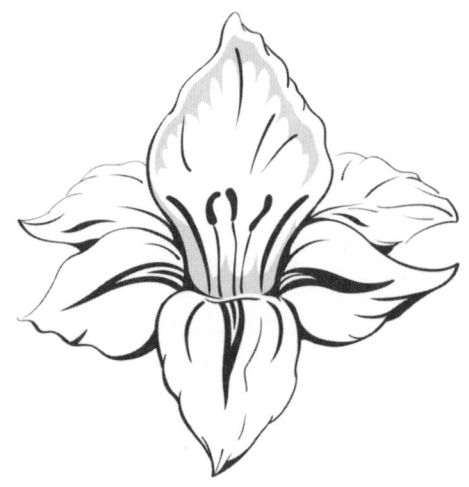

Die Gladiolenfrau

- **Charakteristische Merkmale:**

Die Gladiolenfrau trägt das Element Luft in sich. Sie nutzt beim Erleben ihrer Sinnlichkeit die Macht ihrer inneren Bilder und Fantasien.

Das Bemerkenswerteste an der genitalen Anatomie der Gladiolenfrau ist die Gestalt ihrer inneren Venuslippen. Wenn die äußeren Lippen auseinandergezogen werden, nehmen die inneren die Form von zarten, dünnen Schmetterlingsflügeln an. Manchmal ist einer größer als der andere. Häufig haben die Frauen des Nordens eine gekippte Gebärmutter. Das hat zur Folge, dass sie manchmal während des Geschlechtsverkehrs das Gefühl haben, urinieren zu müssen, weil sie Druck auf der Harnblase verspüren. Sie können dann die Position wechseln oder am besten die Harnblase vor dem Liebesspiel leeren.

- **Form der Haube:**
  eine kleine oder durchschnittlich große Haube,
  die die Klitorisspitze bedeckt

- **Größe der Vaginalhöhle:**
  mittelgradig flach, zwischen 10 und 13 cm tief,
  die Öffnung ist zirka 3 cm im Durchmesser

- **Ort des G-Punktes:**
  etwas unten, variabel, die Stimulation dieses Bereiches
  lässt die Frau Blasendruck erfahren

- **Stimulation:**

Die Gladiolenfrau genießt orale klitorale
Stimulation, wenn sie erregt ist (also erst
dann!), liebt langsames oder festes Reiben
des Penis, eine gleichmäßige Geschwindigkeit mit »head-popping« (dabei wird der
Penis vom Mann während des Liebesspieles
ganz herausgezogen und dann zuerst nur
der »Kopf«, die Eichel, wieder eingeführt,
rhythmisch); der Höhepunkt kommt dann
stark und schnell. Sie ist kurz vor der Mens-
truation leichter zu erregen und genießt sti-
mulierende Gespräche und Fantasien.

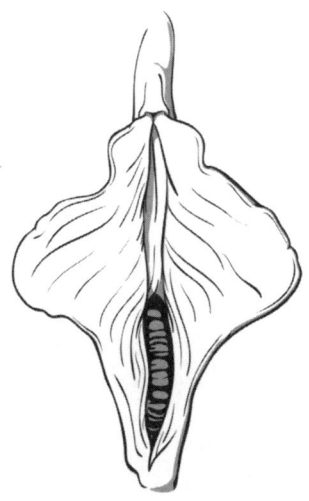

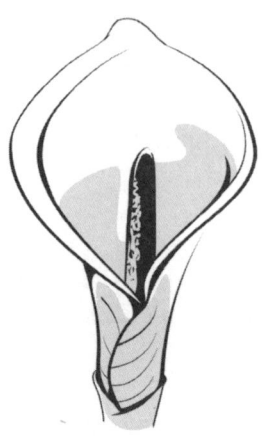

Die Calafrau

- **Charakteristische Merkmale:**

Es gibt einige bemerkenswerte Dinge, die gemeinsam die typische Vagina der Calafrau ausmachen. Das erste sind die extrem dünnen äußeren Lippen. Manchmal misst die gesamte Länge ihrer Vulva nur 2–3 cm. Diese Vaginas werden idealisiert und in den Pornomagazinen und -filmen als idealtypisch gezeigt. Deshalb denken Frauen manchmal, ihre Genitalien seien zu groß oder auffällig. Es gibt Frauen, die sich operieren lassen, um eine Vagina ähnlich der einer Calafrau des Ostens zu haben.

Das schöne Äußere der kleinen Cala-Vagina täuscht: Die Calafrau hat die größte innere Höhle aller anatomischen Typen. Ihr G-Punkt ist am Eingang ihrer Vagina positioniert, in der Nähe der Klitorisspitze. Aus diesem Grund erreicht sie den Orgasmus sehr schnell, oft durch ein paar wenige Streicheleinheiten oder Stöße. Sie genießt multiple Orgasmen und zieht tiefes Eindringen und ausgedehntes Liebesspiel vor. Je erregter eine Calafrau ist, desto heißer und trockener wird sie üblicherweise. Ihre kaum bedeckte, exponierte Klitorisspitze ist extrem empfindlich. So sagen manche Calafrauen, dass sie starken oralen Sex genauso wenig mögen wie starkes Reiben ihres Venushügels. Sie können wund werden, wenn sie während längerem Liebemachen nicht auf sich achten. Oft lieben sie Öle oder andere Arten von Gleitmitteln.

- **Form der Haube:**
  kaum behaubt,
  manchmal ist die Klitorisspitze exponiert

- **Größe der Vaginalhöhle:**
  sehr tief, 17–23 cm lang, mit schmalem Eingang,
  zirka 2,0–2,5 cm breit

- **Ort des G-Punktes:**
  gleich oben in der Vaginalhöhle, leicht zu erreichen,
  ungefähr 0,5–1,2 cm unter dem Rand

- **Stimulation:**

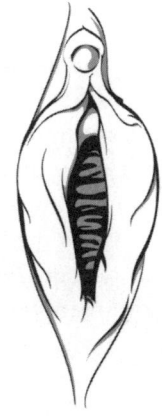

Die orale klitorale Stimulation der Calafrau muss sehr vorsichtig und zart erfolgen, da die Klitorisspitze so empfindlich ist und direkt am Eingang der Höhle liegt. Sie kann überstimuliert werden oder ohne genügend Feuchtigkeit irritiert werden. Sie liebt festes, schnelles Liebesspiel, tiefes Eindringen und ausgedehnten sexuellen Verkehr.

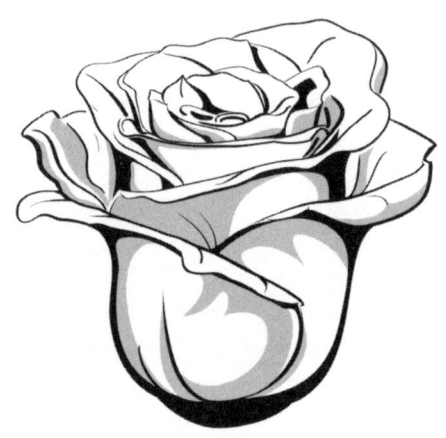

Die Rosenfrau

- **Charakteristische Merkmale:**

Die Rosenfrau im Zentrum des Kreises kann sich auf jeden der anderen peripheren anatomischen Typen zubewegen. Deshalb ist eine eindeutige Beschreibung nicht leicht.

Das auffälligste physische Merkmal der Frau im Zentrum ist die Form ihrer engen, langen und dünnen Lippen. Die Entfernung zwischen der Klitorisspitze und dem Eingang zur Vaginalhöhle beträgt beinahe vier Fingerbreiten, das ist der längste Abstand aller Typen. Die durchschnittliche Entfernung beträgt zwei bis drei Fingerbreiten.

Außerdem ist der Göttinnen-Punkt der Rosenfrau sehr weit unten in ihrem Vaginaltunnel beheimatet. Manchmal kann man ihn mit dem Finger nicht erreichen, und so ergeht es zuweilen auch durchschnittlich großen Penissen.

Es tut der Frau gut und gefällt ihr, wenn gleichzeitig mit dem Eindringen des Penis ihre Klitoris mit der Hand oder mit einem Vibrator stimuliert wird.

Gerade für die Rosenfrau und ihre Liebhaber ist es hilfreich, zu verstehen, dass alle erogenen Zonen neuronal verbunden sind und dass Erregung nicht nur durch inneres Berühren und innere Reibung entflammt, sondern genauso durch äußere Stimulation geweckt wird. Die Klitoris besteht nicht nur aus der Spitze, die bei Erregung erigiert, sondern setzt sich mit ihren Schwellkörpern in den inneren Venuslippen fort. Diese schwellen, wie schon erwähnt, bei Erregung auf das Zwei- bis Dreifache ihrer Größe an. Das Nervengeflecht, das bei der Erregung der Frau aktiviert wird, verbindet den Göttinnen-Punkt, die Klitoris, den Damm und den Anus. Deshalb wird die Rosenfrau durch viel Reibung, einen angenehmen Druck, verschiedene Positionen, vielleicht erotische Spielzeuge und Hand und Mund erregt. Sie genießt ein ausgiebiges Vorspiel.

- **Form der Haube:**
  schmale Haube, die die kleine,
  sich leicht aufrichtende Klitorisspitze bedeckt

- **Größe der Vaginalhöhle:**
  ungefähr 13 cm tief,
  Öffnung zirka 3 cm im Durchmesser

- **Ort des G-Punktes:**
  sehr tief und zurückliegend

- **Stimulation:**

Sie liebt ausgeprägten oralen Sex mit Saugen und schnellen Wechseln, manchmal mag sie die direkte Stimulation der Klitorisspitze; sie mag es, sich während des Liebesspieles zu reiben, und liebt zusätzliche Stimulation mit den Fingern oder dem Vibrator. Vielleicht genießt sie es, ein Kissen unter dem Gesäß zu haben, damit der Penis tiefer eindringen kann.

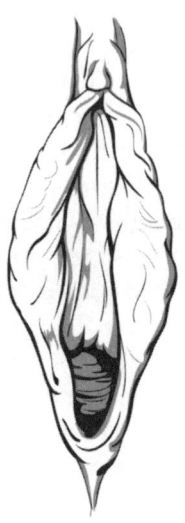

Resümee

Unterschiedliche Frauen haben unterschiedliche sexuelle Vorlieben. Denn sie wurden mit anatomisch unterschiedlichen Vaginas geboren, die differenziert und verschieden mit neuronalen Rezeptoren ausgestattet sind. Deshalb lieben sie verschiedenartige Berührungen. So wie mancher Mensch gerne schwimmt, der andere lieber läuft und der dritte gerne tanzt – auch mit unterschiedlichem Erfolg –, so liebt die eine Frau die Stimulation ihrer Klitoris, die einer anderen Frau in ihrer Intensität schon wehtut. So wie die eine es besonders genießt, um Anus und Damm gestreichelt zu werden, kommt die andere Frau durch die Berührung des Penis am Gebärmutterhals zum Orgasmus. Und bei vielen Frauen gibt es verschiedene Möglichkeiten, je nach Lust und Laune. Der weibliche Orgasmus ist mehrdimensional.

Viele junge Frauen erfahren ihre Vagina zuallererst durch die Berührung eines Mannes. Hat dieser schon sexuelle Erfahrungen gemacht, so wird er darauf aufbauen und die neue Partnerin genauso behandeln, wie er es vorher gelernt hat und wie er Erfolg hatte. Auf der Seite der jungen Frau fehlt oft die Erfahrung, was sie wirklich genießt, und – falls sie es weiß – das Selbstbewusstsein und die Sprache, um darüber zu reden.

Ja, wir haben keine Worte für unseren sexuellen Genuss und die Interaktionen, die unterstützend und wertschätzend sind. Unsere Sprache ist grob und verletzend, oft so, dass ich ins Stottern komme, wenn ich etwas beschreiben will. Wie geht es dann Mädchen und jungen Frauen?

Wir können uns auf vielen Ebenen zu mehr Gemeinsamkeit hin entwickeln, wenn wir es wagen, Tabus zu brechen.

Anregung: Wie sieht meine Vagina aus?

Setzen Sie sich mit gespreizten Beinen vor einen Spiegel und entdecken Sie Ihre Vagina. Berühren Sie Ihre inneren Venuslippen und ziehen Sie sie leicht auseinander.

- ☾ Welchem anatomischen Typ entsprechen Sie am meisten?
- ☾ Ist Ihre Klitorisspitze durch die Haube bedeckt oder liegt sie eher frei? Was bedeutet das für Ihre Lust?

Berühren Sie sanft Ihre Klitorisspitze und die Haube. Nehmen Sie ein Öl oder eine Creme zur Hand und streicheln Sie sich sanft. Registrieren Sie, dass der gesamte Bereich der Klitoris anschwillt, sobald er erregt wird.

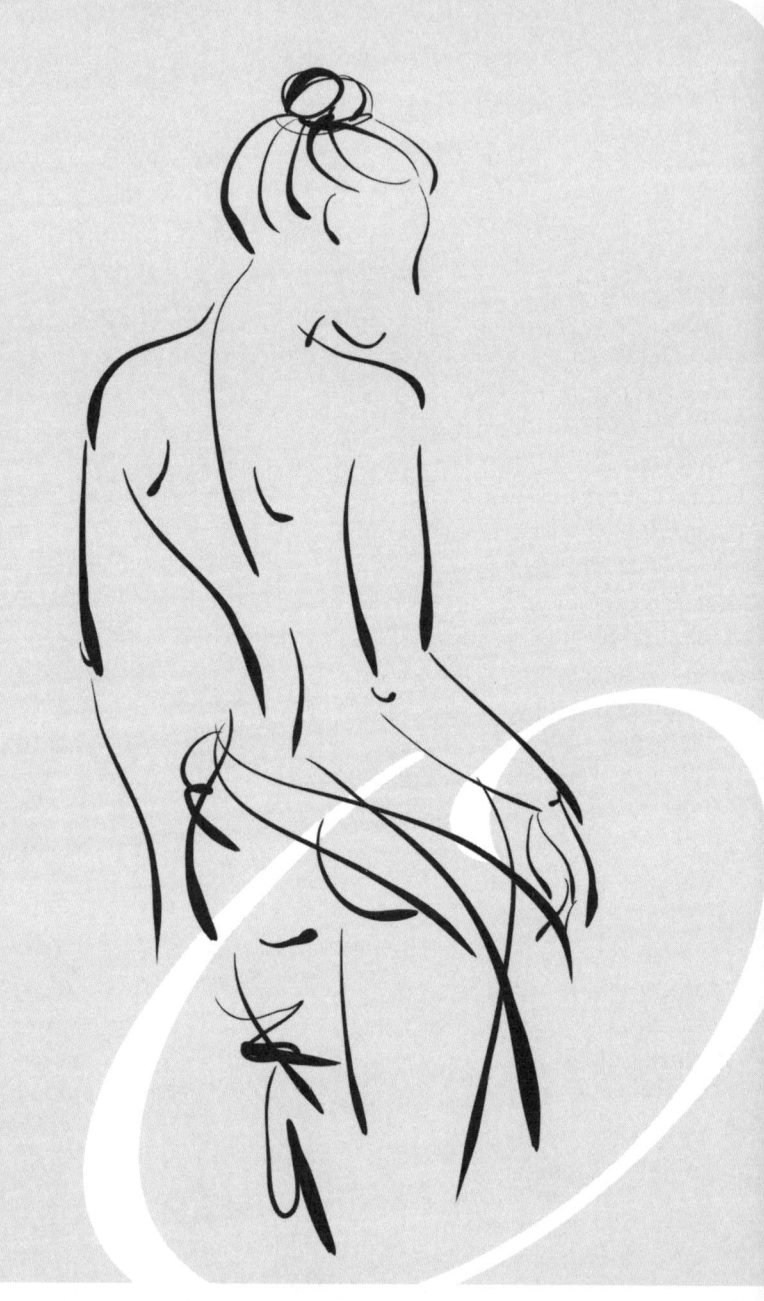

Sich legal berauschen –
mit körpereigenen Drogen

*D*as Wichtigste ist, dass sich jede Frau in ihrem stressigen Alltag ab und an Zeit für sich nimmt, um mit sich in Kontakt zu kommen und in Kontakt zu bleiben.

Dann erleben Sie vielleicht Folgendes: Sie fühlen sich sehr gut mit dem Nachfluten der gerade erlebten Erregung. Ihre Vagina ist durchblutet und warm, Sie riechen den Duft des Öles an Ihren Fingern und er steigt durch Ihre Hose aus Ihrer Vagina auf; er liegt auf der Haut. Ihr Herz schlägt, Sie hören es klopfen, und Sie fühlen Ihre pulsierende Halsschlagader. Die Farben um Sie herum sind intensiver, und Sie haben vielleicht Lust, etwas Kreatives zu tun oder an die Arbeit zu gehen, so richtig Lust, in die Tasten zu hauen! Sie sind voll da, spüren die Lust, etwas zu bewegen – und Sie haben sich gerade selbst befriedigt. Sie hatten einen Orgasmus, bei dem Sie mit allem verschmolzen sind – der optimale Dopaminkick!

Zeit für sich – 30 bis 60 Sekunden

Eine wundervolle Übung dafür ist es, im Laufe des Tages vielleicht 10–20 Mal immer wieder nur in diesem Augenblick zu sein. Wahrzunehmen, was gerade zu sehen ist, z.B. die Tastatur und der Bildschirm, der Blick aus dem Fenster und die Farben Ihres Pullovers; er fühlt sich weich an. Oder die junge Mutter und das Gequengel ihres Kindes vor Ihnen in der Schlange – und vielleicht Ihr Gefühl der Dankbarkeit, weil Ihre Kinder über dieses Alter hinaus sind. Oder

der Park, durch den Sie gehen, das Hundegebell, das Sie hören, und der Raureif auf dem Gras, der unter Ihren Füßen leise knirscht. Sie spüren, wie es Ihrem Körper gerade geht. Da ist ein Bauchgrummeln oder der Anflug von Kopfweh. Wahrnehmen, dass Sie in einem warmen Zug sitzen, der Sie an Ihr Ziel bringt.

Und wie fühlt sich Ihre Vagina gerade an? Gut? Ist sie mit dem Rest Ihres Körpers verbunden? Gehört sie zu Ihnen? Oft stellt sich in der Verbindung mit der eigenen Weiblichkeit ein Gefühl von Entspannung und Dankbarkeit ein.

Zeit für sich – 5 bis 10 Minuten

Gönnen Sie sich manchmal nach dem Duschen die Zeit und setzen Sie sich mit gespreizten Beinen vor den Spiegel. Achten Sie darauf, dass Ihnen warm ist, und schauen Sie sich dann Ihre Vagina an. Streichen Sie die inneren Schamlippen auseinander, spüren Sie ihre Zartheit, vielleicht cremen Sie sie ein.

Erkunden Sie diesen Bereich, berühren Sie ihn, erforschen Sie ihn, bis Sie wissen, wie er aussieht, auch wenn Sie Ihre Augen schließen. Können Sie sich Ihre Vagina vorstellen? Sie ist genauso einzigartig wie Ihr Gesicht.

Wir kümmern uns um unsere Zähne und putzen sie; keine Frau will unangenehm aus dem Mund riechen. Wir sollten auch unsere Vagina und unsere Klitoris liebevoll pflegen und reinigen. Sie ist mindestens genauso wichtig wie unsere Hände oder Füße. Die Aufmerksamkeit, die Sie ihr zukommen lassen, zeigt, wie sehr Sie sich als Frau schätzen, vor allem auch, wie sehr Sie Ihre Weiblichkeit annehmen. Im Laufe eines Tages können Sie immer wieder mit Ihrem Gespür zu ihr zurückkehren, im Zug oder auch in einem Gespräch. Das Spüren der Vagina erdet, gibt Kraft und lässt Sie weiblich strahlen.

Versuchen Sie Folgendes: Angenommen, Sie liegen morgens noch kurz im Bett. Legen Sie Ihre Hand auf Ihren Vulvahügel. Wenn Sie jetzt aufmerksam sind, spüren Sie die kleinen Stromstöße oder vielleicht ein Kribbeln im Bauchraum, das Sie wärmt und glücklich macht. Stellen Sie sich vor, wie gut Sie riechen, und fühlen Sie, wie weich Ihre Vagina ist. Vielleicht empfinden Sie Stolz auf Ihr weibliches Genital, fühlen sich mächtig – Sie fühlen Ihre Macht als Frau. Diese Kraft und Wertschätzung stärkt, und ich behaupte, sie wirkt als Antidepressivum.

Zeit für sich – 2 bis 3 Stunden

Es tut gut, eine Verabredung mit sich selbst für die Liebe zu treffen. Sie wissen, jetzt sind Sie ungestört, jetzt können Sie entspannen. Vielleicht baden Sie und gönnen sich jetzt schon Anregung und Aufladung in der Dusche, indem Sie mit dem Wasserstrahl Ihre Arme brausen, die Brüste massieren und sich langsam zum Klitorisbereich bewegen. Sie können in der Badewanne oder in der Dusche bis hin zum Orgasmus mit sich spielen. Sind Sie schon vorher sehr aufgeladen, kommt er schnell. Oder Sie steigen aus dem Wasser, trocknen sich ab und stimulieren sich weiter mit einem Spielzeug oder Ihren Fingern im Bett oder auf dem Sofa. Sie können auch einfach aus der Dusche steigen, nachdem Sie Ihre Vagina gestreichelt und sie gespürt haben, und sich – so aufgeladen – entscheiden, diese Energie und Ladung für etwas ganz anderes zu nutzen.

Wenn Sie sich für den Orgasmus entscheiden, werden Sie merken, wie entspannt er Sie für den Rest des Tages macht – unter der Bedingung, Sie haben kein schlechtes Gewissen und gönnen ihn sich einfach. Und energiegeladen werden Sie sich fühlen – Sie haben Energie gewonnen! Sie sehen die Farben leuchtender, das Licht um Sie wird heller. Sie strahlen Freude und Wärme aus, weil Sie freundlich und gut zu sich sind – und weil Sie wissen: Sie sind heiß!

Zeit für den Heilstrich

Eine unglaublich schöne Erfahrung ist es, den Wasserstrahl aus der Dusche oder den Vibrator oder die Finger ganz langsam vom Damm bis zur Klitorisspitze zu bewegen und dann wieder zurück. Wie gespannt erwartet der gesamte Körper die Berührung der Klitorisspitze! Um die Vaginalöffnung herum fährt schon ein kleiner Schock in den Körper. Bei der Berührung der Perle erschauert Ihr Körper – Sie sind elektrisiert. Verweilen Sie einen Augenblick bei dieser Berührung und bewegen Sie sich dann wieder langsam abwärts zum Damm, umspielen Sie vielleicht den Anus, um dann wieder aufwärts zu streichen. Das kann sich viele Male wiederholen, bis die Berührung Ihrer Perle Sternenschauer auslöst.

Den Namen »Heilstrich« für diese Art des Streichelns schnappte ich in einem Tantra-Seminar auf. Der Heilstrich passt gut für das Liebesspiel zu zweit oder alleine. Er erinnert daran, dass befriedigende Sexualität heilt.

Zeit für eine Yoni-Massage

In vielen größeren Städten gibt es mittlerweile die Gelegenheit, zu einer Yoni-Masseurin oder einem Yoni-Masseur zu gehen, um sich massieren zu lassen. Das Wort »Yoni« kommt aus dem Sanskrit und ist der tantrische Begriff für die weiblichen Genitalien; es bezieht sich auf die Vagina im weiteren Sinne, inklusive Klitoris, und auch auf die Gebärmutter.

Eine ausführliche Yoni-Massage dauert zwei bis drei Stunden und ist das perfekte Geschenk für sich und seinen Körper. Am besten ist es, dabei neugierig und offen dafür zu sein, was geschieht. Der Orgasmus ist nicht das Ziel der Yoni-Massage. Wenn er jedoch kommt, ist es wundervoll.

Eine Freundin erlebte bei der Yoni-Massage das erste Mal einen implosiven Orgasmus, der durch das Streicheln und Massieren des Bereiches um den Muttermund ganz tief in der Vagina ausgelöst wurde. Unerwartet für sie und ihre »Streichlerin« wurde sie von seiner Intensität und seinem Flirren überschwemmt. Ihre Masseurin nannte den Bereich, der ihn ausgelöst hat, den »spirituellen A-Punkt«.

Zeit für erotische Fantasien im Alltag

Ein Freund sagte einmal zu mir: »Ich denke den ganzen Tag an Sex, vor allem, wenn ich eine attraktive Frau sehe.«
Wir Frauen sind weit davon entfernt, Sex einen solchen Raum in unserem Leben einzuräumen, weil wir oft so vieles zu bewältigen haben, das völlig unsexy ist. Aber warum können wir da nicht lernen? Es kann schön sein, sich erotische Fantasien oder Spiele vorzustellen, einen Softporno anzuschauen oder ein Buch von Anaïs Nin zu lesen.

Zeit für Langsamkeit

Viele Frauen entdecken ihre Fähigkeit, sich mit Genuss selbst zu befriedigen, erst nachdem sie nach Jahrzehnten von Liebesbeziehungen mit Männern das erste Mal mit sich alleine waren – und auch alleine sein wollten. Als sie jung waren, war Selbstbefriedigung ein Tabu.

Als ich vielleicht acht oder neun Jahre alt war, ermahnte mich meine Mutter einmal: »Lass die Finger über der Bettdecke«, und ich unschuldiges Kind wusste gar nicht, was sie damit meinte. Auch als Teenager und junge Frau redete ich nicht über solche Intimitäten mit meinen Freundinnen. Und eigentlich ist es heute immer noch so. Auch das ist ein Grund für dieses Buch.

Ich habe also spät angefangen, mit mir selbst zu spielen, mich selbst zu berühren. Und am besten funktionierte das mit der Wärme des Wassers, die mich in der Badewanne umspülte und die ich mit der Duschbrause zielgerichtet und differenziert ausrichten konnte. Und zufällig hatte ich einen Orgasmus – nachdem ich ein halbes Jahr enthaltsam gelebt hatte –, der mich in ungeahnte Höhen katapultierte. Tatsächlich auf eine höhere Ebene, als ich sie beim Spiel mit vielen Männern erreicht hatte.

Welch eine Freude! Ich war sexuell nicht mehr von Männern abhängig, nicht mehr so bedürftig.

Das wollte ich erforschen. Und so verfeinerte ich das Liebesspiel mit mir selbst und beschäftigte mich mit tantrischen Methoden. Ich lernte vor allem, wie ich mich selbst zügeln konnte, um von Orgasmus zu Orgasmus zu gleiten und die Orgasmen in völlig unterschiedlicher Qualität zu erleben. Und auch, dass es gut war, manchmal Druck und Anspannung auf dem Gipfel herauszuschreien oder befreit und endlos zu lachen. Wenn ich merke, dass ich ihn unbedingt erreichen will, sage ich zu mir: »Slow down«, weil ich weiß: So folgt er mir nicht. Ich lasse von meiner Vagina ab und streichle meine Brüste, vielleicht meinen Damm und Anus und gehe wieder zurück auf »Los«.

Als ich den Vibrator für mein Liebesspiel entdeckte, musste ich lernen, mit ihm zu entschleunigen. Der Vibrator kann die Erregung auf eine solche Art beschleunigen, dass die Entladung sich manchmal fast mechanisch anfühlt. Auch das tut gut, es gibt jedoch Schöneres.

Mein intensiver und sinnlicher Orgasmus, bei dem ich ganz bei mir und mit meinen Fantasien bin, war und ist meine Wunderpille.

Zeit für das Nachspiel, tagelang

Wenn Frauen durch den Sex mit ihrem Partner nicht befriedigt werden, ist es völlig legitim, sich im Nachhinein selbst zu befriedigen. Sehr erregend und verbindend kann es natürlich sein, es vor den Augen des Partners zu tun. Sollte das jedoch nicht möglich sein, dann ist es wundervoll, unter die Dusche zu gehen oder den Vibrator in die Hand zu nehmen und sich zu streicheln, bis die Entladung gelingt. Das ist weit besser, als gereizt und im wahrsten Sinne des Wortes »geladen« durch den Tag zu gehen – und eventuell die Ladung an unangebrachtem Ort zu entladen.

Noch Tage nach einem Orgasmus, bei dem ich mit dem Partner oder mir verschmolzen bin, spüre ich die Gegenwart meiner Vagina – sie ist sofort präsent, wenn ich meine Aufmerksamkeit auf sie richte. Und manchmal gibt es unerwartete Nachbeben, die allein dadurch ausgelöst werden können, dass meine Klitorisspitze sanft berührt wird – Schauer steigen an meiner Wirbelsäule auf, unerwartet und elektrisierend.

Zeit für Bewusstheit

In tantrischen Lehren wird die Fähigkeit, den Orgasmus ganz bewusst zu erleben, als Vorbereitung auf einen bewussten Tod verstanden. Das Ziel ist es, den Übergang vom Leben zum Tod in vollem Bewusstsein zu erfahren. Welch ein großes Abenteuer!

Zu mir als Frau stehen

Weiblichkeit zu leben heißt auch, für ein gutes Umfeld für sich und andere Frauen zu sorgen.
Wie positioniere ich mich öffentlich als Frau?
Lache ich bei frauenverachtenden Äußerungen mit und bin ich auch bei männerverachtenden Kalauern groß dabei? (Das sind nämlich in meinen Augen zwei Seiten derselben Medaille.)
Oder zeige ich, dass ich meinen Wert als Frau kenne und stolz auf mein Geschlecht bin?
Welche Rolle lebe ich meiner Tochter vor, welches Vorbild bin ich für sie? Gebe ich meinen Stolz und meine Stärke weiter oder lasse ich mich vor ihr demütigen?
Souverän ist es, durch eine humorvolle Bemerkung zu zeigen, dass ich über frauenfeindlichen Bemerkungen stehe und dass das auch den Mann, der sie äußert, in ein schlechtes Licht stellt: Ich kann z. B. sagen:»Was Peter über Paul sagt, sagt mehr über Peter als über Paul« – das ist altbekannt ...

Meinen weiblichen und meinen männlichen Anteil entdecken und entfalten

Früher habe ich Männer immer beneidet, die eine starke Frau im Rücken hatten. Ein beruflich erfolgreicher Freund sagte einmal zu mir:»Es macht definitiv einen Unterschied, ob du deine Hemden selbst bügelst, sie selbst in die Reinigung bringst oder ob deine Frau sie dir bügelt.« (Er brachte sie selbst in die Reinigung, seine Frau war auch erwerbstätig.)
Wie dem auch sei: Eine erfolgreiche und starke Frau hat sehr selten einen Mann in ihrem Rücken, der für sie bügelt oder kocht oder

auf andere Art die weiblichen Anteile in die Beziehung einbringt, z. B. indem er sagt: »Wie wäre es mit einem wirklich entspannenden Wochenende? Ich habe ein Zimmer im Wellnesshotel XY für uns gebucht!« Zu schön, um wahr zu sein?

Verschiedene Frauen in Führungspositionen machen es jetzt vor. Sie leben ihre männliche Seite und geben damit ihren Männern die Gelegenheit, ihren weiblichen Anteil auszudrücken. In jedem Menschen sind beide Seiten angelegt: die weibliche Hingabe und der männliche Wille zu Erfolg und Eroberung.

Als eine Aufgabe in meinem Leben sehe ich es, so gut für mich zu sorgen, dass ich weibliche und männliche Anteile verwirkliche. Mich hingeben und lieben und gleichzeitig wachsam und präsent sein, eroberungsbereit und mutig.

Gerade Frauen, die im Beruf und vielleicht auch als alleinerziehende Mutter in der Familie vor allem die männliche Seite von Starksein und Kontrolle leben, brauchen die Balance durch ihren weiblichen Anteil. Um seelisch und körperlich gesund und SELBSTbewusst im Sinne des Wortes zu bleiben, ist ein Raum nötig, in dem sich jede Frau – und auch jeder Mann – einfach dem hingeben kann, was gerade kommt. Und das können schon wenige Stunden am Sonntagvormittag im Bett sein, in denen Sie Ihre Gedanken schweifen lassen ...

Leben wir unseren weiblichen und unseren männlichen Anteil, wachsen wir über Bedürftigkeit hinaus. Wir müssen nicht mehr nach einem Partner Ausschau halten, der den anderen Teil ergänzt, weil wir uns sonst nicht ganz fühlen.

Doris Christinger erzählt in ihrem Buch »Auf den Schwingen weiblicher Sexualität«[17] von Shakti Gawains Bild vom Zusammenspiel des inneren Mannes und der inneren Frau:

»Die weibliche Energie erscheint als strahlende Königin voll überströmender Liebe. Sie wird auf einer Sänfte durch die Straßen getragen. Die Menschen sind zutiefst berührt von ihrer Schönheit, Liebe und Offenheit. Die Königin genießt diese Huldigungen und bedankt sich mit ihrem strahlendsten Lächeln. Sie ist entspannt und ruht in sich selbst.

An ihrer Seite schreitet ein Samurai-Kämpfer, er steht für die männliche Energie. Der Samurai trägt ein Schwert und weicht nicht von der Seite der Königin. Die Menschen wissen, dass er sofort jeden niederstrecken würde, der die Königin bedroht. Deshalb kommt auch niemand auf die Idee, sie verletzen zu wollen. Für die Königin bedeutet der Krieger vollkommenen Schutz. Sie muss nichts verteidigen, sie muss nichts verbergen, sie kann sich so zeigen, wie ihre wahre Natur ist: liebend, offen und schön.«

Lehnen Sie sich zurück, schließen Sie die Augen und gehen Sie auf eine innere Reise: Wie stellen sich Ihre männliche und Ihre weibliche Energie dar? Ist die männliche stark und präsent? Sorgt sie für Sicherheit, sodass Sie die weiche weibliche Energie auch zeigen können? Wenn Sie dazu Ja sagen, begegnen Sie anderen Menschen in Ihrer Ganzheit. Und Sie ziehen Menschen an, die ebenso in Harmonie mit sich und ihren Anteilen leben.

Bruce Lipton beschreibt die Begegnung von zwei vollständigen Menschen in seinem Buch »Der Honeymoon-Effekt«[18] als eine Begegnung von zwei Edelgasen, die sich gegenseitig anregen und immer weiter andere inspirieren, anstatt sich in ihrer Bedürftigkeit co-abhängig herunterzuziehen.

Überzeugungen, die lustvolle Selbstliebe unterstützen

☾ Ich bin es wert …,
- … sexuell glücklich zu sein.
- … Orgasmen zu erleben.
- … einen liebevollen Partner zu haben.

☾ Ich erfreue mich an meinem Körper.

☾ Ich genieße meinen Körper und meine Lust auch im Alter von … Jahren.

☾ Meine Fähigkeit, mich sexuell auszudrücken, wird immer besser.

☾ Ich bin dankbar für die Glückshormone, durch die mein Körper mich stärkt und belebt.

☾ Ich kann mich selbst glücklich machen.

☾ Die Fähigkeit, Lust zu empfinden, ist ein wichtiger Teil meines Lebens.

☾ Ich bin gesund und lustvoll.

☾ Ich genieße es, meine Vagina zu berühren, mich zu streicheln.

☾ Ich genieße meinen Orgasmus.

☾ Ich erlaube mir …,
- … zu kommen.
- … loszulassen.
- … die Kontrolle aufzugeben.

☾ Ich erlaube mir während des Liebemachens …,
- … laut zu sein.
- … zu stöhnen.
- … zu schreien.
- … zu weinen.
- … leise zu sein.
- … mich genauso zu bewegen, wie ich es gerade will.

☾ So, wie ich meinen Orgasmus erlebe, ist es genau richtig.

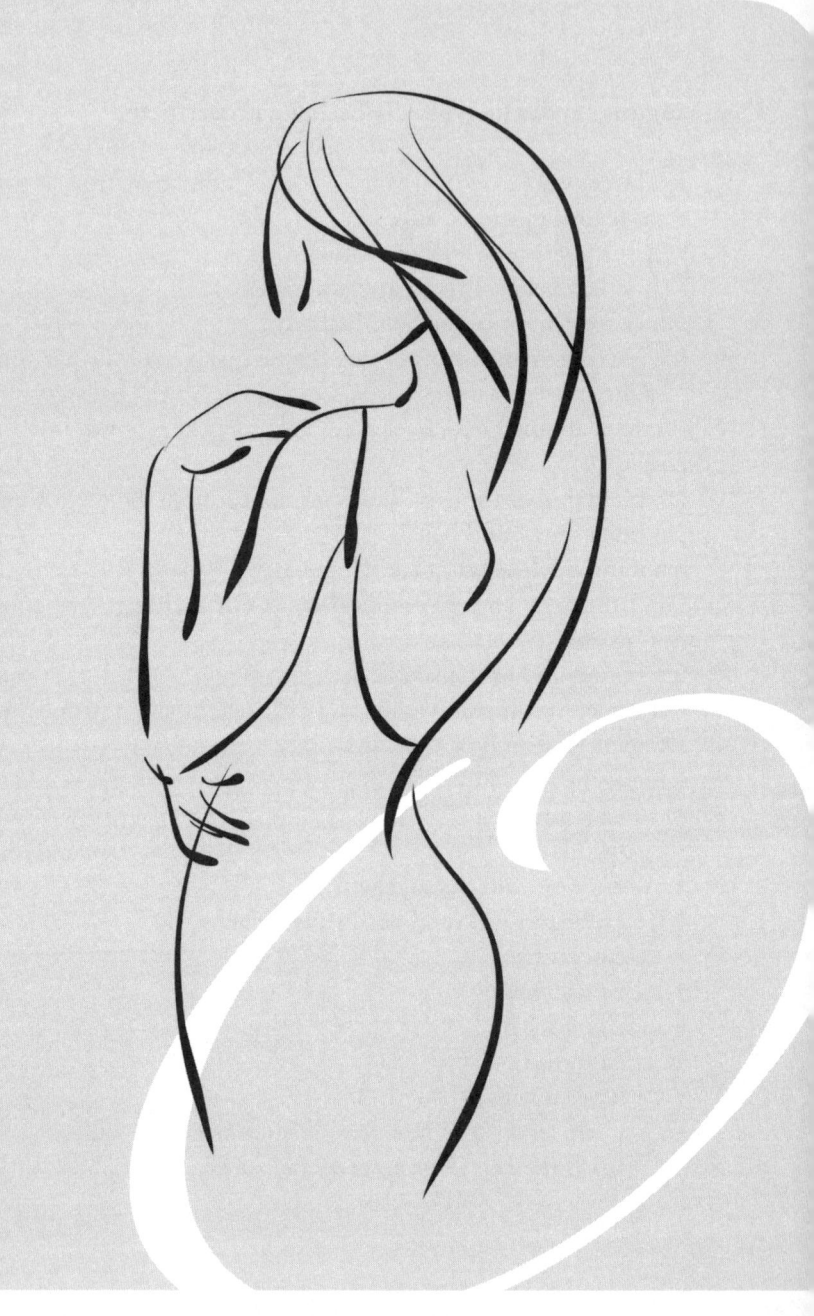

Und sich berauschen
mit dem Mann ...

*F*rauen wollen den Mann, den sie lieben, wertschätzen. Frauen wollen sicher sein, wenn sie sich hingeben. Tatsächlich brauchen Frauen einen sicheren Rahmen, in dem sie gehalten werden, wenn sie sich ekstatisch verlieren und in andere Dimensionen abtauchen. Männer brauchen das auch. Beide tauchen von einem bestimmten Punkt an in andere Ebenen ein, und das funktioniert nur, wenn sie sich gegenseitig vertrauen.

Frauen wollen voll befriedigt sein, wenn sie zurückkehren. Sie fühlen sich einfach gut und lebendig, wenn eine Kaskade von Neurotransmittern ausgeschüttet und ihr Blut in Wallung und in anschließendes ruhiges Fließen gebracht wurde. Sie fühlen sich dadurch gestärkt und gekräftigt. Frauen werden gereizt und nervös, wenn sie nicht zum Orgasmus kommen, vielleicht auf dem Weg waren und der Mann das Spiel zu früh abbricht.

Naomi Wolf berichtet in ihrem Buch »Vagina« von einem interessanten Experiment: Weiblichen Ratten wurden Hormone gespritzt, durch die sie die Lust an der Paarung mit Männchen verloren. Die Begegnung mit den Männchen verlief also unbefriedigend, sie hatten keinen Sex. Als Ergebnis verhielten sich die Rattenweibchen gegenüber den Männchen aggressiv und gereizt.

Was wollen und brauchen wir – Männer und Frauen – stattdessen?

Zuerst einmal: Männer fühlen sich wohl und bestätigt, wenn ihre Partnerin mit ihnen zur Ekstase, zum Orgasmus und zur völligen Befriedigung gelangt. Wie der Schauspieler Hugh Jackman in einem

Interview in einer Illustrierten sagte: Geht es der Frau gut, geht es dem Mann auch gut. Vorher gab Jackman ein paar Details über die intimen Spiele im Schlafzimmer preis.

Wie kommen wir zu richtig gutem Sex?

Das Geheimnis: Miteinander reden

Oft passiert Folgendes: Männer und Frauen machen in ihrer Jugend eine erste – prägende – Erfahrung mit dem anderen Geschlecht. So wie die erste Freundin gestreichelt werden wollte, so streichelt der Mann auch die nächste und die dritte und geht jedes Mal davon aus, das gefällt ihr. So wie der erste Freund es genossen hat, wenn sie halbzart mit den Fingernägeln über seinen Rücken gekratzt hat, so macht es die Frau auch bei dem nächsten – bis der etwas anderes sagt.

Wir haben gesehen, dass die weibliche Anatomie sehr unterschiedlich ist, und genauso ist es mit der männlichen. Dieses Buch beschäftigt sich mit den weiblichen Themen, aber auch Penisse sind sehr unterschiedlich – was bedeutet, dass ihre stolzen Besitzer unterschiedliche Bedürfnisse haben. Es gibt – natürlich nicht nur, aber auch anatomisch bedingt – viele unterschiedliche Vorlieben, und es gibt ein Wissen darüber, was Mann und Frau jeweils brauchen. In manchen Kulturen wurde das gelehrt. Leider sind wir nicht in einer solchen Kultur aufgewachsen. Deshalb gilt bei uns nur eins: Miteinander reden.

Befragt von dem Psychotherapeuten Ragnar Beer, sollten Paare getrennt angeben, welche sexuellen Träume sie haben und welche Wünsche sie dem Partner erfüllen würden. Das Ergebnis: 71 Prozent der Männerwünsche und 84 Prozent der Frauenwünsche würden wahr – würden sie bloß auch ausgesprochen.[19]

Das zeigt: Reden hilft! Und liebe Männer, nicht so schnell beleidigt sein! Verbesserungsvorschläge kratzen leicht am Selbstverständnis eines Mannes. Aber ein guter Liebhaber muss nicht die Vorlieben jeder Frau erraten, denn Frauen sind unterschiedlich. Ein guter Liebhaber fragt nach …

Miteinander reden erfordert zuallererst eine Sprache und Begriffe, die angemessen, liebevoll und wertschätzend sind. In vielen Kulturen ist die Symbolik der Genitalien fest im Alltag verwurzelt. So werden bei der Herstellung des ghanaischen Fufu, eines Breies aus einer Wurzel und Kochbananen, die Zutaten mit einem Stößel in einem Mörser über Stunden gestampft und gestoßen. Der Stößel wird traditionell von einem Mann bedient, der Mörser von einer Frau gehalten. Es braucht mehrere Stunden, bis guter Fufu entstanden ist.

Wie benennen wir Vagina und Penis, Yoni und Lingam: »Möse« und »Schwanz« – oder fällt uns anderes dazu ein? Paare sollten ihre Sprache finden, und dazu gehört, dass man den anderen nach seinen Vorlieben befragt bzw. selbst sagt, was einem gefällt. Natürlich gilt das nicht nur für die Sprache, sondern für den gesamten Verlauf der Begegnung. Sich immer wieder zu verständigen, ob das, was gerade passiert, beiden gefällt, ist wichtig. Das kann rein körperlich, nur durch Hinspüren stattfinden, aber auch mit Worten. Oft ist es schwierig, die richtigen Worte zu finden, deshalb mache ich an dieser Stelle ein paar Vorschläge:

☾ Ich hätte gerne, dass wir Öl/ein Gleitmittel benutzen.
☾ Nein, es ist noch zu früh für mich zum Eindringen.
☾ Ich bin noch nicht erregt genug. Kannst du meine Brüste, meine Schenkel usw. streicheln, mich massieren?
☾ Lass uns knutschen, küss mich.
☾ Fahre zart mit deinem Finger um meine Anusöffnung herum.

☾ Ich will dir in die Augen schauen, wenn du in mich eindringst.

☾ Fahre sanft vom Damm über die Vagina zur Klitorisspitze, verharre dort ein wenig und fahre wieder zurück. Schau mich dabei an.

☾ Bitte drücke nicht so fest auf meine Perle, das ist unangenehm.

☾ Nicht rubbeln! Streicheln, zart wie mit einer Feder.

☾ Ich war mit dir in einem Rhythmus.

☾ Ich war ganz da.

☾ Es gab einen Augenblick, da war ich völlig eins mit dir.

☾ Streichle mich noch ein bisschen.

☾ Darf ich mich noch an dich kuscheln?

☾ Ich mag das nicht.

☾ Bitte bleibe noch ein bisschen in mir.

Bei analem Eindringen, das nur in absolutem gegenseitigem Einverständnis stattfinden sollte, ist es wichtig, viel Gleitmittel zu benutzen und die Absprache zu treffen, dass die Frau sofort ein Sicherheitswort wie »Stopp« benutzt, sobald es unangenehm ist oder sogar wehtut, und der Partner dann auch sofort mit dem weiteren Vordringen aufhört. Dann entspannen sich beide.

Es tut gut, sich vorzustellen, den eigenen Atem in den Anus zu lenken und so die Ringmuskulatur weiter zu entspannen. Dann kann der Partner wieder ein Stück vordringen. Irgendwann ist der Muskel entspannt. Falls es immer wieder wehtut, bitte signalisieren: »Es tut mir weh, ich mag das nicht.«

Weiterhin ist klar, dass ein Penis, der in den Anus eingedrungen ist, nicht mehr ungewaschen die Vagina penetrieren sollte, da er verschmutzt sein kann. Natürlich können Sie sich auf analen Geschlechtsverkehr durch einen Einlauf vorbereiten, trotzdem gilt: Nach analem Eindringen kein Kontakt des Penis mehr mit der Vagina, ohne vorher zu duschen!

Anzukündigen »Ich komme«, wirkt auf manche Frauen lächerlich, anderen erleichtert es die Choreografie ihrer Lust. Auch hier gilt: Miteinander reden! Viele Frauen finden es hilfreich, zu wissen, dass das Spiel mit dem erigierten Penis jetzt gleich zu Ende ist, und je nachdem, wo sie sich gerade befinden, klinken sie sich in diesen Strom ein.

Sehr angenehm kann auch sein, wenn der Mann fragt: »Kann ich aus dir herausgehen?«, bevor er den Penis aus der Vagina zurückziehen will. Die Frau kann dann antworten: »Ja«, oder: »Nein, bleib noch ein bisschen in mir drin, es ist schön, dich zu spüren«, und dann den für sie passenden Moment für das Auseinandergleiten bestimmen.

Natürlich gilt fast alles, was ich hier beschrieben habe, auch für die Männer. Auch sie könnten z. B. sagen:

☾ Bitte kratze mich nicht so fest mit deinen Fingernägeln; das tut mir weh.
☾ Bitte fasse meinen Penis jetzt nicht mehr an.
☾ Ja, das tut gut.

Frauen mögen es, wenn Männer ihren Stolz hinter sich lassen und sich berührbar und verletzlich zeigen. Männer brauchen dafür auch eine achtsame Partnerin.

Frauen stehen auf Männer, die …

☾ … ihre Hände und Genitalien vor dem Geschlechtsverkehr waschen.
☾ … ihr Bett vor dem ersten Liebesspiel frisch beziehen. Es ist nicht angenehm, in einem muffigen Bett zu schlafen, in dem eventuell noch der Geruch der Expartnerin hängt.

☽ ... ihre Partnerin ranlassen, wenn sie eine Morgenlatte (Erektion) haben. Das macht die Frau an.

☽ ... ihre Partnerin massieren und streicheln, am ganzen Körper erregen, die Verbindung zwischen Brust und Vagina herstellen.

☽ ... den Heilstrich ausführen können und wollen. Für eine Freundin war das eines der beeindruckendsten sexuellen Erlebnisse. Dabei lag sie mit gespreizten Beinen vor ihrem Partner, der entspannt zwischen ihren Beinen saß. Seine Finger stützte er sanft auf ihrem Vulvahügel ab, und mit dem Daumen streichelte er sie sachte vom Damm bis zur Klitorisspitze und wieder zurück. Ein kurzes Verweilen geschah auf der empfindlichen Perle, sanfter Druck, und wieder über die Vaginalöffnung zurück zum Damm, der auch sehr sensibel reagiert. Und das immer wieder. Das Entscheidende war für sie dabei: Er schaute ihr die gesamte Zeit in die Augen, und damit wurde jede Regung, jedes Erschauern sichtbar. Das steigerte ihre Erregung enorm! Es gab nichts zu verstecken, der Raum zwischen Mann und Frau pulsierte, ihr Orgasmus kam nach kurzer Zeit.

☽ ... Ihrer Partnerin beim Sex in die Augen schauen – und das immer wieder. Auch ein kleines Geflüster im Ohr ist angenehm, Liebesworte ... Dabei werden alle Wahrnehmungskanäle angeregt, und das Erlebnis wird umso umfassender.

☽ ... knutschen – immer wieder knutschen, auch wenn der Penis schon in der Vaginalhöhle ist und stößt und reibt.

☽ ... erst mit oraler Stimulation der Klitoris und Vagina beginnen, wenn die Frau schon erregt ist. Ein Missverständnis ist es, dass die Frau z.B. durch den tiefen Kuss der Vagina erregt würde; das fühlt sich oft wie feuchtes Geschlabber an und »törnt« ab. Als Vorspiel ist z.B. Knutschen im vollen Körperkontakt super.

☾ ... verschiedene Stoßtechniken beherrschen. Die Technik »Wal und Spatz« befriedigt sowohl das Bedürfnis nach Reibung des gesamten Klitorisbereiches als auch das Lustempfinden durch Druck in der Vaginalhöhle, z.B. am G-Punkt. Es funktioniert so: Der Spatz ist klein und macht schnelle Bewegungen. Der Wal ist schwer und behäbig; er bewegt sich langsam und stößt tief. Ein Abwechseln zwischen kleinen kurzen und tiefen kräftigen Stößen erhöht die Lust. »Erst neun Mal Spatz, dann ein Mal Wal. Dann stößt der Spatz immer einen Stoß weniger, der Wal einen mehr.« Diese und weitere Anregungen zu Stoßtechniken finden Sie in dem Buch »Make Love«.[20]

☾ ... die Klitorisspitze mit ihren 8000 Nervenenden (doppelt so viele wie auf der Eichel) nicht wie ein Rubbellos behandeln. Spucke, Zartheit und Aufmerksamkeit sind angesagt.

☾ ... fingern. Es ist schön, wenn ein Mann bewegliche Finger hat. Wenn er mit dem Zeige- und/oder Mittelfinger die Vagina stimuliert, kann er mit dem kleinen Finger um die Anusöffnung streichen oder vorsichtig in den Anus eindringen. Achtung: Danach den kleinen Finger nicht in die Vagina einführen, sondern ihn erst waschen (Darmbakterien!). Beim Fingern gilt: zwei Hände, zehn Finger = unbegrenzte Möglichkeiten.

☾ ... den G-Punkt stimulieren können. Wenn das Vorspiel die Frau erregt hat, feuchtet er die Finger seiner bevorzugten Hand mit Speichel oder Gleitgel an. Dann spreizt er vorsichtig mit dem Zeige- und Ringfinger die Schamlippen und dringt sanft mit dem Mittelfinger in die Vagina ein – und zwar so, dass die Fingerkuppe nach oben zeigt. Den G-Punkt entdeckt man als einen etwas raueren Bereich an der Vagina-Wand. Einmal gefunden, beginnt er, mit dem Finger zu kreisen und ihn gleichzeitig behutsam vor und zurück zu bewegen. Hier zählt: Gut Ding will Weile haben. Schnell und fest kommt später.

☽ … Sexspielzeuge wie Kissen, Vibratoren und Weiteres nicht als Konkurrenz, sondern als Ergänzung empfinden.

☽ … entspannt mit der Unterbrechung umgehen, wenn sich der Mann das Kondom überstreift.

☽ … geil und humorvoll sein können.

Männer stehen auf Frauen, die …

☽ … den Penis nicht nur melken können, sondern noch andere Techniken parat haben. So kann die Frau den Penis vorsichtig in zwei Hände nehmen und dann den Schaft zwischen den beiden Händen hin und her rollen. Oder ihn von der einen Hand gegen die andere Hand klatschen. Die Hoden können gekrault, in den Mund genommen, es kann an ihnen gezogen werden. Wichtig: Immer auf die Reaktion des Partners achten und nach Belieben fester oder zarter vorgehen.

☽ … Spatz und Wal küssen können. Das funktioniert auch mit dem Penis: Beim Spatz die Eichel vorsichtig küssen, beim Wal den ganzen Schaft in den Mund nehmen. Mit neun Mal Spatz und ein Mal Wal beginnen, dann Wal erhöhen, während Spatz minimiert wird (siehe »Make Love«).

☽ … ihnen schmeicheln. Männer hören genauso gern wie Frauen, dass die Frau seinen Körper mag. »Mir gefällt dein Penis, er sieht erigiert richtig geil und schön aus«, kann die Frau durchaus sagen, wenn sie es so empfindet.

☽ … sich im Bett nicht wegen fünf Kilo zu viel auf der Waage genieren. Der Hintern einer Frau darf ruhig dick sein, wenn sie gut damit wackeln kann.[21]

☽ … wach und nicht betrunken sind. Das gilt auch umgekehrt. Also: Im Hinblick auf Alkohol ist weniger mehr!

☾ ... vielleicht Ihren Finger in seinen Anus stecken. (Das heißt nicht, dass der Mann schwul ist.) Hier gibt es viele Nerven, die angeregt werden können.

☾ ... auf Scheidenpupser humorvoll reagieren, anstatt sich zu schämen.

☾ ... lachen können, wenn der Mann über ihnen wegbricht, weil sein Knie plötzlich wehtut.

☾ ... scharf und gleichzeitig humorvoll sind.

Frauen, die Frauen lieben, und Männer, die Männer lieben – homo- oder bisexuelle Menschen sollen bei dieser Aufzählung natürlich nicht ausgeschlossen werden. Frauen und Männer erfahren ihren Körper und dessen Besonderheiten intensiv im Spiel mit dem eigenen Geschlecht.

Selbstredend zeigen alle Techniken und Methoden wenig Ergebnis, wenn die Liebe fehlt. Ein Freund erzählte mir:»Mein Gefühl beim Erleben des Orgasmus ist so unterschiedlich wie bei ›Hau den Lukas‹ auf einer Kirmes. Manchmal liege ich knapp daneben, und dann macht es einfach ›plopp‹. Und ein anderes Mal ist es so sensationell, dass die Lust mit einem Schlag nach oben schießt und die Glocke ertönt.«

Obwohl wir einen Verlust von Sinnlichkeit erleben – und aller gesellschaftlichen sexuellen Geschwätzigkeit zum Trotz: Das Mysterium der Liebe lebt!

Wenn ich liebe, bin ich bereit, mich zu öffnen, mich dem Partner zu zeigen und ihn mit seinen Wünschen wahrzunehmen. So ist miteinander wachsen und lernen möglich.

Theresa Bäuerlein, die weibliche Partnerin des Paares, dessen Experimente und Spiele ich im Unterkapitel »Neue Wege« beschreibe, sagte nach zwei Monaten Experimentierzeit: »Was den Sex betrifft, habe ich das Gefühl, dass wir gerade erst so richtig Feuer gefangen haben … Dass wir Sachen ausprobieren auf dieser großen Spielwiese, die unser Bett ist, dass wir keine Angst mehr davor haben, Fehler zu machen: Das ist das beste Ergebnis dieses Experimentes.«

Und: »Besser als alle Techniken und Toys gefällt mir das Gefühl, dass die gute alte Beziehungsgleichung ›Intimität + Zeit = Langeweile‹ nicht stimmt. Die Wahrscheinlichkeit für richtig guten Sex ist sogar größer, wenn man mehr als nur ein paar durchschwitzte Nächte miteinander verbringt.«[22]

Beispiele für Überzeugungen hinsichtlich einer lust- und liebevollen Partnerschaft

☾ Ich erlaube mir, meine/n Partner/-in zu streicheln.

☾ Ich erlaube mir, ihn anzufassen, wie ich gerade Lust habe, und ich höre auf das, was er liebt.

☾ Ich bin dankbar für meine Gefühle und für meinen Geist, für die mein Körper das Gefäß ist.

☾ Ich bin als Frau dem Mann ebenbürtig.

☾ Ich verzeihe mir, dass ich manchmal einen Orgasmus vorgetäuscht habe.

☾ Ich verzeihe mir, wenn ich mich nicht traue, mich zu zeigen.

☾ Es fällt mir leicht, mit meinem Partner über unseren Sex zu sprechen.

☾ Es ist in Ordnung, wie ich bin.

☾ Es ist sicher für mich, mich meinem Partner sexuell hinzugeben.

☾ Ich respektiere die freie Entscheidung meines Partners für seine sexuelle Aktivität.

☾ Ich erfahre Sexualität in gegenseitigem Respekt.

☾ Es fällt mir leicht, über meine sexuellen Wünsche und Bedürfnisse zu sprechen.

☾ Ich lasse alle negativen sexuellen Erfahrungen los. Ich bin frei.

☾ Ich verzeihe allen Personen, die mich sexuell verletzt haben, und lasse sie los.

☾ Ich verzeihe mir, wenn ich anderen sexuell Schmerz zugefügt habe.

☾ Ich vergebe mir und anderen, Sexualität als Mittel zur Macht missbraucht zu haben.

☾ Es ist gut und richtig, meine Lust in sexueller Aktivität auszudrücken.

☾ Sex ist eine Bereicherung für mein Leben und meine Partnerschaft.

☾ In meiner Sexualität ist alles erlaubt, was beiden Partnern Spaß macht.

☾ Es ist sicher und angemessen für mich, in meiner Sexualität auch Grenzen zu setzen.

☾ Es ist in Ordnung, sexuelle Fantasien zu haben und zu leben.

☾ Ich genieße die 100-jährige Stellung (eine Stellung in seitlicher Lage für beide Partner, die wenig Anstrengung erfordert).

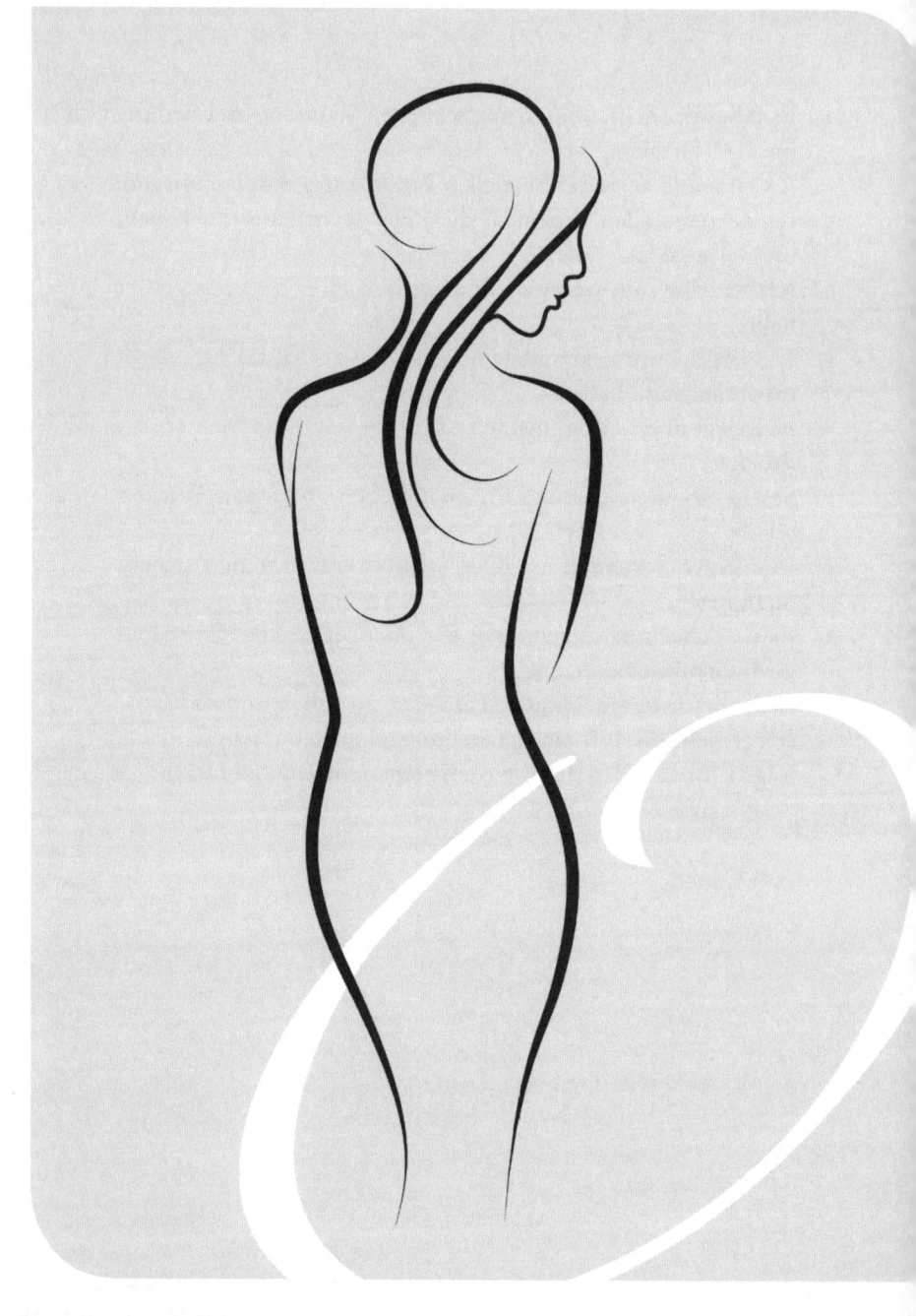

Gesellschaftlicher Kontext

Gewalt und Macht in Beziehungen

*E*ine mir fast fremde Frau erzählte mir, dass sie sich wieder eine Beziehung wünsche.

»Was hält dich zurück?«, fragte ich.

»Ich habe Angst«, sagte sie.

Schauen wir uns einmal die harten Fakten an:

Eine Studie des Bundesministeriums für Familie, Senioren, Frauen und Jugend (BMFSJ), publiziert im Dezember 2014, geht davon aus, dass in Deutschland jede vierte Frau zwischen 16 und 85 Jahren mindestens einmal Opfer von körperlicher oder sexueller Gewalt wird.[23] Die Dunkelziffer ist gravierend. Auch Frauen in mittleren und höheren Bildungs- und Sozialschichten sind in weit höherem Maße mit gewalttätigen Partnern konfrontiert, als bisher bekannt war und erwartet wurde.

Nach einem Bericht in der »Süddeutschen Zeitung« über eine Untersuchung der Weltgesundheitsorganisation (WHO) im Jahr 2013 sind weltweit 30 Prozent der Frauen sexueller oder anderer Brutalität durch ihre Ehemänner oder Partner ausgesetzt.[24] Aus Angst vor Stigmatisierung oder aus Scham verheimlichen viele Frauen diese Ursache von Verletzungen oder von psychischem Leiden.

Ich erinnere mich, wie ich mit meiner Reinigungskraft zusammensaß und sie mir von den Schlägen ihres Ehemanns erzählte, mit dem sie verheiratet worden war. »Ich sage, alles ist gut, wenn jemand mich fragt«, sagte sie.

Fakt ist allerdings, dass es einen Zusammenhang zwischen der Frauen zugefügten Gewalt und dem Wohlstand in der Welt gibt: In Ländern mit hohem Durchschnittseinkommen wie Nordamerika oder Westeuropa trifft Gewalt durch den Beziehungspartner ungefähr jede vierte Frau, in Südostasien oder in Afrika mehr als jede dritte. Wie unterentwickelt das Bewusstsein hinsichtlich weiblicher Körperverletzung selbst hierzulande ist, zeigt auch dies: Die Beschneidung der Klitoris bei Mädchen wurde erst im Juni 2013 als Tatbestand der Körperverletzung in deutsches Recht aufgenommen.

Vor Jahren las ich in einer Studie, dass Single-Frauen eine längere Lebenserwartung haben, jedoch Männer länger leben, wenn sie verheiratet sind oder in einer Beziehung leben!

Wie kann ich mich hingeben, die Beine öffnen, feucht werden in meiner Vagina, den anderen begehren und in mich eindringen lassen, wenn ich gleichzeitig Angst empfinde? Wie kann ich mich völlig schutzlos zeigen, wenn ich mich nicht sicher fühle? Oder wenn ich meine Würde verliere, weil der Mann in mich eindringt, der mich gestern geschlagen oder auch »nur« vor Wut die Tür eingetreten hat?

Warum sollte ich als Frau eine Beziehung wählen, wenn sie mir Lebenskraft nimmt?

Dieses Kapitel zu schreiben, fällt mir sehr schwer. Ich will mich mit etwas Vergnüglichem beschäftigen, mit der Schönheit und der Lust, die ich durch meine Vagina geschenkt bekomme. Doch all diese gesellschaftlichen Tatsachen gehen mir an die Nieren. Ich bekomme schlechte Laune, wenn ich an die Demütigungen denke, denen Frauen auf der ganzen Welt ausgesetzt sind.

Ein erschreckendes Beispiel, das durch die Medien ging, ist die Geschichte der jungen Studentin in Indien, die in einem Bus von sechs Männern vergewaltigt wurde und danach starb. Ihr Freund wurde gehindert, ihr zu helfen. Und mittlerweile ist klar: Das ist indischer Alltag.

Das Schockierendste: Vergewaltigungen im Krieg. Naomi Wolf recherchierte für ihr Buch »Vagina« über Massenvergewaltigungen in Ruanda während des Bürgerkrieges zwischen Hutu und Tutsi. Sie sprach mit männlichen Jugendlichen, die als Soldaten von ihren Vorgesetzten gezwungen wurden, Frauen en masse zu vergewaltigen. Hier geht es nicht mehr um Lust, sondern um Macht. Anscheinend ist die Vergewaltigung von Frauen ein adäquates Mittel, einem Volk das Rückgrat zu brechen.

Ohne dieses Thema weiter ausführen zu wollen, führt es mich doch zu der Frage: Ist Vergewaltigung im privaten Kontext ein Ausdruck von Macht – oder von Lust? Auf welchem Aspekt die Betonung auch immer liegen mag – das Selbstwertgefühl der Frau wird angegriffen, wenn nicht gebrochen. Es gibt viele Frauen mit erloschenen Augen. Von der psychischen Verkrüppelung der Täter ganz zu schweigen.

Eines der größten Tabus überhaupt ist in unserer neueren Geschichte verankert. Was haben unsere Mütter und Großmütter, unsere Väter und Großväter im Krieg erlebt? Mussten sie sich vor Vergewaltigung schützen oder wurden sie gar selbst vergewaltigt? War unser Großvater ein Vergewaltiger oder in einer anderen Form daran beteiligt?

Meine Mutter sagte oft zu mir: »Nimm dich vor den Männern in Acht, sie wollen alle nur ›das eine‹.«

Bei Kriegsende war meine Großmutter monatelang auf der Flucht, von Pommern nach Deutschland. Und mit ihr ihre drei Töchter im Alter von 13, 14 und 16 Jahren. Nachts versteckte sie ihre Töchter, während sie unterwegs war, um etwas zu essen zu besorgen. Ihr Mann war zu Beginn der Flucht erschossen worden. Keiner wusste, was bei Nacht passierte. Meine Mutter erinnerte sich, dass sie und ihre Schwestern oft Angst hatten, ihre Mutter käme nicht zurück, während sie auf einem Speicher oder in einem Heuschober lagen. Nach dem Krieg bis zu ihrem Tod dreißig Jahre später war meine Großmutter nie mehr mit einem Mann zusammen.

Wie gut, dass diese Verhältnisse hier und jetzt vorbei sind. Aber sie liegen in der Luft, wir schmecken und riechen sie noch, sie haben meine Sozialisation als Frau beeinflusst, obwohl oder gerade weil nie über dieses Thema gesprochen wurde.

Ich will hier keineswegs Frauen als die Lämmer und Männer prinzipiell als die Wölfe vorführen. Eine Paarbeziehung ist ein komplexes Geflecht, und Sex ist oft mit Macht eng verknüpft. Auch vonseiten der Frauen wird Sex zuweilen benutzt, um sich zu entziehen, den Mann zu besänftigen oder etwas Bestimmtes zu erreichen. Es geht hier darum, unter welchen gesellschaftlichen Bedingungen unsere Sexualität sich entfaltet – oder eben auch nicht.

Naomi Wolf hat in ihrem Buch »Vagina« die Geschichte des gesellschaftlichen Umgangs mit den weiblichen Genitalien und damit den Ausdruck der weiblichen Sexualität, Verfolgung, Demütigung, Tabuisierung und Instrumentalisierung ausführlich untersucht. Allen, die an einer Vertiefung dieses Themas interessiert sind, empfehle ich ihr Buch.[25]

Wahr ist, dass Sex nur dann zum »Liebemachen« wird, wenn er zweckfrei geschieht und sich selbst genügt. Auch den weiblichen Orgasmus können wir nicht erzwingen. Jeder innere Druck blockiert. Freies, fließendes Erleben ermöglicht es, den eigenen Körper und den des anderen zu genießen.

X X Beschneidung – genitale Verstümmelung
als Machtinstrument

Gerade las ich, in Ägypten nehme nach dem arabischen Frühling die Genitalverstümmelung durch Beschneidung immer noch zu: Mehr als 80 Prozent der Frauen sind beschnitten. Dieser ursprünglich afrikanische – nicht muslimische! – Brauch hat sich trotz der Machtverschiebung, die von vielen Frauen getragen wurde, erhalten. Die Entfernung der Klitoris und eines Teiles der äußeren Schamlippen schränkt die sexuelle Erlebnisfähigkeit der Frau massiv ein. Die Frau wird ihrer Würde als selbstständiger und eigenmächtiger Mensch beraubt.

Was heißt »eigenmächtig«? Nichts weniger als dies: die Macht über das eigene Leben und den eigenen Tod in den eigenen Händen zu halten, selbst für sein eigenes Leben sorgen zu können, sodass es gut für einen ist. Und die Klitoris ist ein Teil des weiblichen Körpers, der grenzenlose Lust bereiten kann, verführerisch, leicht, tief und eben mächtig. Werden Frauen beschnitten, nimmt man ihnen einen großen Teil ihrer Lebensfreude und damit die Macht über ihr Leben. Wie bei einer Kastration wird die Frau für ihr gesamtes Leben verstümmelt.

Massenvergewaltigungen in Kriegszeiten sprechen die gleiche Sprache: Werden die Frauen eines Volkes gebrochen, wird das ganze Volk gebrochen.

Ein paar Fakten zum Thema »Beschneidung«:

Eine Beschneidung kann in unterschiedlichen Varianten durchgeführt werden.

Die erste Stufe ist die Entfernung der Klitorisspitze.

Bei der zweiten Stufe werden Teile der Klitoris und der kleinen Schamlippen entfernt; 80 Prozent der Beschneidungen werden so durchgeführt.

Die dritte Variante ist die Infibulation: die Entfernung der Klitoris, der kleinen Schamlippen und der großen Schamlippen sowie das Zusammennähen der Vaginalöffnung; 15 Prozent der Beschneidungen werden in dieser Form vorgenommen.

Zusätzlich gibt es verschiedene Techniken wie das Einschneiden der Klitoris, der kleinen Schamlippen und der Vagina, die dazu führen sollen, den Scheidenkanal zu verengen und damit dem Mann mehr Lust zu bereiten.

Schätzungen zufolge sind rund 135 Millionen Frauen beschnitten, dazu kommen weitere 2 Millionen jedes Jahr; das heißt, pro Tag werden – umgerechnet – 6000 Frauen beschnitten, besonders in Afrika, im Mittleren Osten und in Asien, aber auch in Nord- und Südamerika und in Europa. Wie bereits erwähnt: Erst 2013 wurde in Deutschland ein Gesetz verabschiedet, das die Beschneidung als Genitalverstümmelung verbietet. Bis ins 20. Jahrhundert hinein wurde die Beschneidung in den USA praktiziert.

Warum findet Beschneidung statt?

Zuerst einmal ist es Tradition und Gewohnheit. Die Beschneidung wird seit über 4000 Jahren in Afrika ausgeübt und wurde laut Berichten sogar zur Pharaonenzeit vorgenommen. Man nimmt an, dass sie einstmals ein Initiationsritus war und als Einführung in das Erwachsenenalter galt. Sie wird von vielen Stämmen als normaler Ritus angesehen; daher ist es für diese Menschen kaum vorstellbar, nicht beschnitten zu werden. In diesem Initiationsritus sollen Frauen beweisen, dass sie stark sein können.

Aus sozialen Gründen wird es bei vielen Völkern als notwendig erachtet, dass Mädchen beschnitten werden, damit sie als vollwertige Frauen betrachtet werden. In vielen Ländern können unbeschnittene Frauen nicht heiraten; zugleich können Frauen nur durch eine Heirat eine angesehene Stellung in der Gesellschaft erwerben.

Ein weiterer Grund für die Beschneidung: Beschnittene Frauen haben keine Lust auf Sex. Daher ist die Gefahr, dass sie außerehelicher Verführung erliegen, geringer. Wenn Frauen in diesen meist extrem patriarchalischen Gesellschaften außerehelichen Sex haben, verliert die gesamte Familie ihr Ansehen. Daher ist die Familie bemüht, die Mädchen beschneiden zu lassen und das soziale Ansehen zu bewahren.

Nicht unbedeutend scheint auch die Steigerung des Lustempfindens der Männer beim Geschlechtsverkehr zu sein. In manchen Kulturen ist die Beschneidung üblich, weil Männer lustvolleren Sex haben, wenn die Vagina möglichst eng ist.

Vorstellungen von Reinheit und Hygiene spielen ebenfalls mit. Manche Stämme glauben, nicht beschnittene Frauen seien unrein (z.B. in Ägypten, im Sudan), und unbeschnittenen Frauen ist es dort sogar verboten, zu kochen oder Wasser zu holen.[26]

Die Vorstellung dieser Praktiken tut weh und verdeutlicht, was die Beschneidung der Klitoris mit den Mädchen und Frauen vieler Völker macht: Sie verlieren einen großen Teil ihres Lustempfindens und werden dem Mann unterworfen. Der Orgasmus ist nur noch möglich durch die Penetration des männlichen Penis. Sich selbst zu befriedigen, volle orgiastische Potenz zu erreichen, wird tatsächlich unmöglich.

Die Beschneidung bei Mädchen ist eine Genitalverstümmelung und nicht mit dem Menschenrecht auf körperliche Unversehrtheit vereinbar! Es nimmt der Frau ihre Würde und einen Teil ihrer Lebenskraft.

Die vorher aufgezeigten Gründe für die Beschneidung zeigen allerdings, dass einer Veränderung dieser Praxis eine Veränderung des Bewusstseins ganzer Völker, und zwar der Männer und Frauen, vorausgehen muss. *Unmöglich !*

Tabus

Seit ich begonnen habe, mich mit dem Thema der weiblichen Sexualität auseinanderzusetzen, bin ich immer mehr Tabus begegnet. Eine Auswahl:

☾ In Beziehungen ist es tabu, über den beiderseitigen Pornokonsum zu reden, über Pornochats, geschaute Pornovideos usw.

☾ Es ist tabu für die Frau, zu zeigen, dass sie über den Pornokonsum des Partners gekränkt ist.

☾ Es ist tabu für die Frau, zu sagen, dass ihr der Sex keinen Spaß gemacht hat oder dass sie nicht zum Orgasmus gekommen ist.

☾ Falls sich die Frau nach dem Sex mit dem Partner noch selbst zum Höhepunkt bringt, wird das verschwiegen – zumal es ein Tabu ist, dies überhaupt zu tun.

☾ Junge Männer und Frauen reden nicht miteinander über Pornokonsum, obwohl junge Männer sich schon mal treffen, um gemeinsam mit herabgelassener Hose vor Pornovideos zu onanieren. Mädels reden zwar untereinander, aber braver.

☾ Es ist tabu, zu fragen, wie sich ein Orgasmus anfühlt (wen soll man auch fragen?). Wie erlebe ich den Orgasmus, woher weiß ich, dass ich einen hatte? In tantrischen Workshops unter

Frauen wird das thematisiert, doch selbst dort wird nur unter Aufbietung aller Kraft eine solche Frage gestellt.

☾ Mittlerweile werden die unterschiedlichen Formen von Vulva und Vagina manchmal in Mädchenjournalen angesprochen, z.B. in der »Bravo« bei Dr. Sommer. Aber es ist kaum vorstellbar, dass sich Frauen über ihre Vagina und ihre Vulva unterhalten und sie sich gegenseitig zeigen, wie das mit Brüsten durchaus getan wird.

☾ Oder das Thema »Selbstbefriedigung«. Frauen reden nicht miteinander darüber, und mit Männern schon gar nicht. Wie machen sie es? Mit dem Vibrator? Mithilfe der Dusche oder mit ihren Fingern und Händen? Mit Öl? Welches ist zu empfehlen? Welches riecht gut?

☾ Frauen reden mit anderen Frauen nicht darüber, ob der Sex mit ihrem Mann sie erfüllt. Es wird höchstens darüber gesprochen, wie oft er stattfindet.

☾ Es ist natürlich tabu, über Vergewaltigungen in der Partnerschaft zu reden oder über Sex mit dem Partner, der sich wie eine Vergewaltigung angefühlt hat.

Weiß eine Frau, wie sie ihrem Mann ihre Bedürfnisse mitteilen kann, und kennt sie ihre Wünsche überhaupt? Das Sich-Kennen kommt nämlich vor dem Mitteilen. Kann sie sagen: »Bleib noch ein bisschen in mir drin«, wenn er sich aus ihr zurückziehen will? Und kündigt er das überhaupt an – oder wendet er sich einfach von ihr ab, sobald es ihm passt?

Merke: Gewalterfahrungen werden in der Vagina gespeichert und führen zu einer Desensibilisierung! Deshalb ist bei manchen Frauen viel Reibung nötig, um überhaupt etwas zu spüren. Andere kommen schon, wenn ihre Klitoris leicht mit der Feder berührt wird.

Fragen über Fragen?!
Wir sind noch weit weg von der Liebeskunst – auch von der, uns selbst zu lieben ...

Pornografie

Leben wir in einer frauenfreundlichen oder einer frauenfeindlichen Gesellschaft? Ich gehe bei dieser Frage davon aus, dass eine frauenfreundliche Gesellschaft auch eine kinderfreundliche – und auch eine männerfreundliche – Gesellschaft ist.

Wie hat sich der offene Umgang mit Sexualität, der sich in den letzten 40 Jahren in den westlichen Gesellschaften etabliert hat und der sich sichtbar im Wachstum der Pornoindustrie äußert, auf das weibliche Selbstverständnis und den Umgang der Geschlechter untereinander beim Sex oder Liebemachen ausgewirkt?

Zunächst ist festzustellen: Die Sex- und Pornoindustrie ist die Branche, in der am meisten verdient wird. Klar wird hier schon, dass das wenig mit liebevollem und erfüllendem Umgang zwischen Mann und Frau zu tun hat. Ein 27-jähriger Mann, mit dem ich darüber sprach, meinte, die Mehrheit der Pornos sei frauenverachtend und das wirke sich unweigerlich auf das Verhältnis zwischen den Geschlechtern aus.

• **Schauen wir uns die männliche Perspektive an:**

Im Internet werden unzählige Brüste, Vaginas, Vulvas und auch Ani geliefert, in allen möglichen sexuellen Stellungen und Vorlieben. Der Mann sitzt vor dem Bildschirm und onaniert. Er schmeckt nichts, er riecht nichts, kann nichts berühren außer dem eigenen Penis. Eventuell hört er noch ein Stöhnen oder ist in einen Sex-Chat verwickelt.

Es ist, als würde er eine wundervolle Frucht sehen und sie essen wollen; das Wasser läuft ihm im Mund zusammen, aber er kann sie weder schmecken noch riechen, noch berühren. Er kann sich nur vorstellen, die Frucht zu essen. Wenn er das nächste Mal eine echte Frucht vor sich hat, stopft er sie wahrscheinlich in den Mund und schlingt sie hinunter. Von Genuss ist keine Rede mehr.

Er hat äußerst begrenzte Möglichkeiten, Sinnesfreuden zu genießen – und die visuellen Reize explodieren im Kopf und führen zu einer Überflutung. Der Mann geilt sich anonym als Zuschauer auf, erlebt die Frau als absolut verfügbar und hörig und reagiert sich in einer Form ab, die er in der Wirklichkeit so nie wiederholen oder erleben würde. Das Korrektiv des Gegenübers fehlt.

Ich kann mir gut vorstellen, was passiert, wenn ein mit inneren Pornobildern überfluteter Mann mit einer echten Frau im Bett liegt: Er dringt in sie ein – und kommt. Endlich wirkliche Entladung! Hoher Pornokonsum führt unter anderem dazu, dass Männer während eines echten Geschlechtsverkehrs schneller ejakulieren. Außerdem findet eine Desensibilisierung statt; die Reize müssen immer stärker werden, denn eigentlich ist diese Befriedigung nur oberflächlich. Sie reicht nicht aus. Unter anderem, weil so viele Sinne nicht berührt werden. Die Haut, das größte Sinnesorgan des Menschen, wird nicht gestreichelt, geküsst oder gerieben.

Es ist wie mit der Sucht nach immer mehr Zucker: Pornografie führt zu einer vorgetäuschten Befriedigung existenzieller Bedürfnisse – und macht doch nicht satt, sondern hungrig nach mehr. Deshalb steigt die Zahl der sexsüchtigen männlichen Jugendlichen und Erwachsenen ins Unabsehbare. Ein häufig auftretendes Symptom sind Erektionsstörungen, wenn es um die körperliche Liebe mit einer echten Frau geht.[27]

• **Schauen wir uns die Seite der Frauen an:**

Junge Mädchen schauen sich Pornos an und lernen so die Sexualität kennen. Das ist eine Form der Wirklichkeit, der sie sich anpassen, wenn sie dem nichts entgegenzusetzen haben. Unter Eltern, Geschwistern oder Freunden, die Vorbilder sein könnten, ist das Thema tabuisiert. Durch Pornos erfahren sie: So musst du sein, so läuft das ab. Oft mechanisch, lieblos, ohne Magie.

Denn sie müssen mit Bildern konkurrieren, die wunderschön aussehen, wie die künstlich hochgezüchteten Beeren, die nach nichts schmecken und riechen. Um in der Konkurrenz bestehen zu können, brezeln sich junge Frauen auf, vergleichen sich, sehen sich vor allem mit den Augen der anderen. Der eigene Körper kann sich mit den perfekten Körpern aus Pornomagazinen und -videos nicht messen. Durch die ständige Konkurrenz entsteht Stress. Das führt unter anderem dazu, dass immer mehr junge Frauen sich die Schamlippen verkleinern lassen, um ihren Körper dem Ideal der in Pornos gezeigten anzupassen.

»Porno – da sind sich beide Geschlechter einig, ist Jungensache« (»Spiegel« Nr. 15, April 2014). Mädchen empfinden Pornos überwiegend als abstoßend und nicht erregend.

Man stelle sich folgende Situation vor: Junge Frauen treffen sich zu einer Mädelsparty, um sich Videos von nackten Männern und deren erigierten Penissen anzuschauen, sie zu vergleichen, zu bewerten und sich daran aufzugeilen. Wie würde sich der Freund einer solchen Frau fühlen, wenn er das wüsste? Würde es ihn stressen? Würde er sich geschätzt fühlen? Und was würde das für die Beziehung bedeuten, wenn die Freundin darüber redet bzw. es verschweigt?

In einer Beziehung bedeutet der einseitige Pornokonsum, der nicht kommuniziert wird, Verunsicherung und Isolation. Jedes tabuisierte

Thema trennt. Es ist, als würden sich die beiden Partner auf einem Minenfeld bewegen und müssten ständig aufpassen, dass keine Mine hochgeht.

Ich möchte eine Ahnung von der Entwürdigung der Frau vermitteln, die durch Pornografie stattfindet. Die Entwürdigung trifft nicht nur die Entwürdigte, sondern auch denjenigen, der entwürdigt. Gewiss, auch Frauen schauen Pornos an. Die Pornos, die Frauen gefallen, sind meist sanfter, erotischer und verführerischer. Und auch Paare nutzen Pornovideos, um sich in Stimmung zu bringen. Es gilt: Erlaubt ist (nur), was *beiden* gefällt.

Und neuartige Umgangsformen entwickeln sich, die Anlass zur Hinterfragung geben:

Beim »Sexting« schicken speziell Mädchen und Frauen über das Handynetz freizügige Fotos an potenzielle Sexualpartner. Können sie die unter Umständen schmerzlichen Folgen abschätzen?

»Revenge porn« (Racheporno) – so wird es genannt, wenn einer der Partner nach einer zerbrochenen Beziehung die Bilder ins Netz stellt ...[28]

Ich schließe dieses Thema mit einem Zitat aus den Tagebüchern von Anaïs Nin:

»Das Geschlechtliche verliert alle Macht und Magie, wenn es überdeutlich, übertrieben, mechanisch dargestellt, wenn es zur fixen Idee wird. Es wird stumpfsinnig [...]. Es ist falsch, [...] das Geschlechtliche von der Emotion, dem Hunger, der Lust, der Begierde, von Stimmungen, Launen, persönlichen Bindungen zu trennen, die seine Farbe, seinen Geschmack, seinen Rhythmus, seine Intensität verändern.«[29]

Neue Wege

Jenseits von »Fifty Shades of Grey« und trotz aller Tabus entwickelt sich erfreulicherweise auch ein anderer Umgang mit Sexualität und im Hinblick auf das Miteinander in Beziehungen. Die Wochenzeitschrift »Focus« veröffentlichte im Juli 2013 einen Artikel über Sex-Workshops, in denen Männer lernen, den G-Punkt ihrer Partnerinnen zu massieren. Paare beginnen das Gespräch über den Sex, den sie wünschen, und begegnen sich dabei auf Augenhöhe. Sie sind bereit, Neues auszuprobieren und zu experimentieren.

Theresa Bäuerlein beschreibt im Magazin »NEON« in ihrem Artikel »Besser im Bett«, wie sie sich mit ihrem Freund Tom auf den Weg zu spannenderem Sex gemacht hat.[30]

Interessant sind schon die ersten Aussagen: »Es ist meistens leichter, einfach irgendwie Sex zu haben, als ehrlich darüber zu reden.« Und: »Ich kenne Menschen, die Stunden damit verbringen, ihre Technik beim Zwiebelschneiden zu optimieren ... Aber niemand tauscht Tipps zur Perfektionierung von Penismassagen aus. Es gibt ziemlich wenige Dinge, die man von Natur aus so gut kann, dass es nichts daran zu verbessern gäbe.«

Als sie endlich bereit ist, ihr Anliegen auszusprechen, trifft sie auf einen begeisterten Partner. Zwei Monate lang geben die beiden sich Zeit, ihr Sexleben zu optimieren. Und stellen am Anfang fest, dass es gar nicht so leicht ist, zu beschreiben, was man sich vom anderen wünscht.

»In der Sprache der Erotik sind wir Stotterer und Stammler«, konstatiert Theresa Bäuerlein, aber mit Übung kämen Begriffe wie »Penis« (klinge wie beim Arzt), »Eier« oder »Möse« (nicht gerade sexy) flüssiger über die Lippen. Sie stellt fest, dass alles besser sei als Schweigen.

Sie spielen Spiele miteinander: Sie bauen z. B. Verbote in ihre Begegnung ein. »Heute geht alles außer Küssen«, und erfahren das Glück, die Sehnsucht nach der Berührung des anderen wieder zu spüren, ihn unbedingt küssen zu wollen.

Sie experimentieren mit Vibratoren, die Theresa schnell und effektiv zum Orgasmus bringen, aber »wenn ich die Wahl zwischen Toms Händen und einer Maschine hätte, würde ich immer Toms Hände wählen«. Effektivität ist eben nicht alles.

Tom probiert Viagra aus, das er als nicht besonders beeindruckend bewertet; es verschafft ihm einen Ständer, so könnte er eben endlos weitermachen.

Beide nehmen sie legale Aphrodisiaka und einen von einem Freund empfohlenen Reishipilz, der wirkt, als hätten sie zu viel Kaffee getrunken.

Die G-Punkt-Massage, die Theresa durch Tom erhält, ist eher enttäuschend, vielleicht weil Tom vor dem Video sitzt und gleichzeitig versucht, alle Bewegungen richtig nachzumachen. Das ist nicht so sexy. Die Penismassage mit Klapsen und Ziehen am Hoden, die Theresa vornimmt, führt Tom ins Entzücken.

Sie ficken miteinander, schamlos, frei, als hätten sie sich nur für diese Nacht verabredet, und sie probieren »Orgasmic Meditation« aus. Dabei behält Tom seine Kleider an, Theresa ist von der Gürtellinie abwärts nackt, und Tom streichelt mit zartem Druck (die Betonung liegt auf »zart«) fünfzehn Minuten lang das obere linke Viertel von Theresas Vulva direkt über der Perle der Klitoris.

Die dabei entstehenden Orgasmen sollen »den Hunger der westlichen Frau stillen«, der sich unter anderem in Schuh- und Kleiderkäufen ausdrückt, so Nicole Daedone, die diese Technik erfunden hat. Theresas Orgasmus jedenfalls ist spektakulär.

Tom und Theresa bestellen Spielzeug. »Love Pillows« sind große, samtbezogene Kissen, mit denen sich verschiedene Stellungen leichter einnehmen und variieren lassen. »Sexkissen müssten von Krankenkassen bezahlt werden«, stellt Theresa fest, denn sie konnten sich viel nackenschonender lecken.

Auch Pornos schauen sie zu zweit. Ihnen ist bewusst, dass jetzt andere Menschen mitspielen. Sie vergleichen sich und verzichten schnell auf diese Variante. Stattdessen stellen sie mit Spiegeln ihre eigenen Pornos nach – und siehe da: Durch die Spiegel erkennen sie, wie sexy sie selbst sind, wie geschmeidig sie sich miteinander bewegen. »Selbstbewusstsein ist das Allerwichtigste beim Sex«, lernen sie.

Nach zwei Monaten haben sie festgestellt, dass viele verschiedene Spielarten ihnen Spaß bereiten, dass manchmal dominante, manchmal unterwürfige Aspekte nach Beachtung schreien und dass an manchen Tagen Kuschelsex und an anderen Ficken angesagt ist.

Herausragend und mutmachend ist, dass Theresa und Tom eine gemeinsame Sprache für diesen wichtigen und weißen Fleck auf der Beziehungslandkarte gefunden haben und dass sie beginnen, dieses unbekannte Land zu erforschen. Mit Spaß und der Toleranz, sich Fehler zuzugestehen. Sie spielen miteinander.

Wie kann man nur die
"einfachste Sache der Welt"
so furchtbar kompliziert
machen? Daß wir das
seinerzeit alles ohne Bücher,
Vorträge, Filme, Workshops
u. dgl. autodidaktisch
hingekriegt haben und
60 Jahre glücklich miteinander leben konnten, da-
über muß ich mich nun
doch wundern.

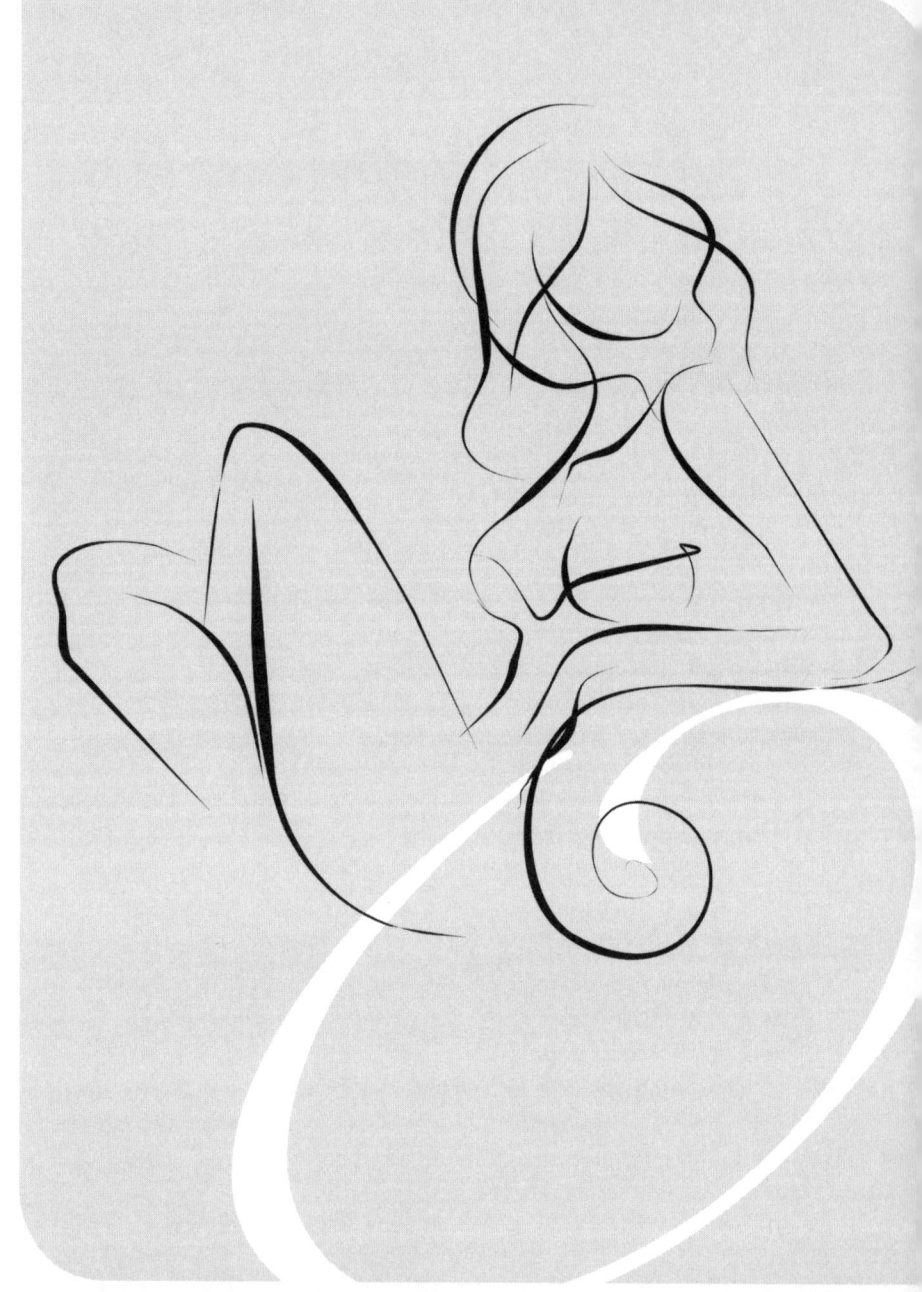

Ein Pamphlet als Nachwort

*I*n diesen Tagen habe ich einmal mehr das Gefühl: Wie kann eine Gesellschaft nur so blind sein?! Statistiken über die kinderlosen deutschen Frauen überschlagen sich mit aufgeregter Ursachenforschung. Die Geburtenrate ist auf 1,4 Kinder gefallen. »Frauen, die heute nicht geboren werden, können morgen keine Kinder bekommen. Also wird die Bevölkerungszahl weiter sinken ...« Jede deutsche Frau bringt also im Durchschnitt 1,4 Kinder zur Welt. Ironisch betrachtet geht diese Rechnung ja auf: Eine Frau, eins Komma vier Kinder – das reicht doch völlig zu ihrer Reproduktion, ja das sind sogar 40 Prozent mehr als nötig.

Offensichtlich fallen die Männer ja völlig aus der Verantwortung für Kinder heraus. Wäre ihr Reproduktionsfaktor auch 1,4, dann gäbe es pro Paar 2,8 Kinder. Aber die Männer spielen in dieser Rechnung keine Rolle, sie sind anscheinend unwichtig. Die Verantwortung für Kinder oder Kinderlosigkeit liegt zu 100 Prozent bei den Frauen.

Stellen wir uns die hypothetische Situation vor:

Ein Mann zwischen 30 und 35 Jahren hätte gerne ein Kind. Er redet mit seiner Partnerin darüber. Diese sträubt sich, sie will ihre Ausbildung zu Ende machen oder strebt eine berufliche Karriere an. Der Mann sagt: »Ich finde, jetzt ist ein guter Zeitpunkt für ein Kind. Ich bin bereit und habe Kraft dafür. Ich denke, es würde unser Leben bereichern. Andererseits verstehe ich auch deine beruflichen Wünsche. Ich habe mir Folgendes überlegt: Ich bin bereit, in den ersten eins, zwei Jahren mit unserem Baby zu Hause zu bleiben, falls wir uns so finanzieren können, durch staatliche Förderung und mit deinem Einkommen. Danach werde ich nur halbtags arbeiten, bis unser Kind einen guten Kindergartenplatz hat. Was hältst du davon?« Welche Frau dieses Mannes würde dazu »Nein« sagen? Und – welche Utopie! Stattdessen unterwerfen sich Frauen oft den Karrierewünschen und Freiheitssehnsüchten ihres Mannes. Oder sie kämpfen um die Chance, gemeinsam ein Kind zu bekommen, und tragen dann meistens die größere Verantwortung – zeitlich und auch finanziell gesehen. Oft leidet die Beziehung – das ist klar, wenn der Mann diese Veränderung nicht wollte. Und immer noch gibt es eine große Anzahl von Vätern, die sich völlig aus der Verantwortung ziehen und ihre Kinder nicht einmal finanziell unterstützen, sondern einfach abtauchen.

In einer von mir geschätzten Wochenzeitschrift amüsiert sich ein Mann darüber, dass eine Politikerin den Vorstoß wagte, darüber zu diskutieren, die Prostitution zu verbieten. Dann könne man auch verbieten, dass Fische Schwänze tragen, meinte er.

Ist es also ein Naturgesetz, dass Frauen ihren Körper für Geld verkaufen? Und dass Männer Geld bezahlen müssen, um sexuell befriedigt zu werden?

Als es in Deutschland verboten wurde, Kinder zu schlagen, dachten bestimmt viele Eltern: »Mein Kind zu schlagen ist mein Recht! Nur so kann ich meinen Status erhalten, meine Macht bewahren und meine Kinder richtig erziehen.« Heute belegen Statistiken, dass die Anzahl der Kinder, die körperlich misshandelt werden, stark abgenommen hat.

Schauen wir nach Schweden: Dort ist der Kauf sexueller Dienstleistungen verboten. Belangt werden nicht die Prostituierten, sondern ihre Kunden – sie müssen mit Geldstrafen rechnen.

Warum also nicht durch ein Gesetz für die Würde von Mann und Frau eintreten? Beide entwürdigen sich selbst durch das Kaufen und Verkaufen von Sex. Warum nicht Frauen durch finanzielle Unterstützung unter die Arme greifen, damit die Notwendigkeit entfällt, auf diese Art und Weise für sich und ihre Kinder zu sorgen? Es gilt, beide Geschlechter aufzuklären: über freiwilligen, befriedigenden, grenzenlosen Sex – eben Liebemachen.

Dieses Buches will ...

◖ die Bedeutung von Vagina, Klitoris und weiblichem Orgasmus erhellen;
◖ Frauen darin unterstützen, die ihnen innewohnende Macht zu entwickeln und zu nutzen, und sie zur Selbstliebe animieren;
◖ Frauen und Männer zu mehr Spaß und Freude in ihrem Leben ermutigen, ohne Geld zu brauchen, indem sie sich Zeit für sich nehmen und indem sie das Potenzial ihres Körpers entdecken.

Das Buch ist auch eine Streitschrift zur Stärkung des Selbstbewusstseins der Frau, die weiß, dass sie für ihre Emanzipation und damit zugleich für die Emanzipation des Mannes eintritt. Je mehr wir Frauen unsere Vagina und mit ihr unsere Lust schätzen und lieben, desto eher haben wir die Courage, für uns einzutreten, und strahlen damit auf andere Frauen und Männer aus. Tatsächlich kreieren wir in liebevoller Verbindung mit uns und mit unseren Partnern einen Zustand von gegenseitiger Wertschätzung und von Respekt und ziehen ähnliche Menschen an.

Zum Abschluss noch einmal Bruce Lipton: In »Der Honeymoon-Effekt« beschreibt er Menschen, die in Frieden mit sich selbst sind, als Edelgase. Angeregte Edelgase sind mit sich selbst im Reinen, können sich aber mit einem anderen angeregten Edelgasatom zu einem Eximer [Abkürzung für »excited (angeregtes) Dimer«] verbinden. Eximere strahlen Energie aus. Und sie regen andere Edelgasatome an. Diese Entdeckung führte zur Entwicklung des Laserstrahls: Die Kettenreaktion der Eximere lässt das Licht heller und heller werden, die ausgestrahlten Photonen werden in gleiche Schwingung versetzt – es entsteht ein Lichtstrahl, der eine Stahlwand durchdringen kann.[31]

Es werde Licht in unseren Betten!

Literatur/Quellen

1   Thich Nhat Hanh, *Im Hier und Jetzt zu Hause sein.*
    Herder, 2010, S. 163
2   Brunhild Hofmann, *Stark oder schwach. Selbst-Muskeltests
    als Entscheidungshilfe in allen Lebenslagen.* KOHA, 2012
3   Naomi Wolf, *Vagina.* Rowohlt, 2013, S. 75
4   Ebenda, S. 77
5   Ebenda, S. 76
6   »Der weibliche Orgasmus«; http://www.paradisi.de/Health_
    und_Ernaehrung/Sexualitaet/Orgasmus/Artikel/17925.php
7   Amara Charles, *The Sexual Practices of Quodoushka –
    Teachings from the Nagual Tradition.*
    Destiny Books, 2011, S. 183
8   Serge Kahili King, *Schamanische Kräfte und Sinne.*
    Lüchow, 2008
9   www.netdoktor.at/anatomie/vagina-7188
10 Naomi Wolf, *Vagina.* S. 35
11 www.de.wikipedia.org/wiki/Orgasmus
12 Ebenda
13 Ann-Marlene Henning / Tina Bremer-Olszewski, *Make Love.*
    Rogner & Bernhard, 2012, S. 128
14 Ebenda, S. 129
15 Doris Christinger, *Auf den Schwingen weiblicher Sexualität.*
    Piper, 2010, S. 118 ff.
16 Amara Charles, *The Sexual Practices of Quodoushka.*
17 Doris Christinger, *Auf den Schwingen weiblicher Sexualität.*
    S. 223
18 Bruce H. Lipton, *Der Honeymoon-Effekt.* KOHA, 2014

19   Neon, Februar 2013, S. 49
20   Ann-Marlene Henning / Tina Bremer-Olszewski, *Make Love.*
21   Neon, Februar 2013, S. 50
22   Neon, März 2012, S. 98
23   Bundesministerium für Familie, Senioren, Frauen und Jugend, »Gewalt gegen Frauen im häuslichen Bereich«, Dezember 2014
24   Violetta Simon; Süddeutsche Zeitung, 21. Juni 2013
25   Naomi Wolf, *Vagina.* Rowohlt, 2013
26   http://www.wabnig.net/weibliche_beschneidung__1.htm
27   Naomi Wolf, *Vagina.* S. 167 ff.
28   www.brigitte.de/liebe/beziehung/revenge-porn-1228072
29   Anais Nin, *Das Delta der Venus.* Axel Springer AG, Berlin 2012; Vorwort, S. 9
30   Neon, Mai 2012, S. 92 ff.
31   Bruce H. Lipton, *Der Honeymoon-Effekt.* S. 124

Dank

$\mathcal{M}$ein Dank gilt allen, die mich darin unterstützt haben, dieses Buchprojekt anzugehen, das Buch zu schreiben und zu veröffentlichen, und denen, die mit mir ganz praktisch an der Realisierung des Buches gearbeitet haben.

Über die Autorin

$\mathcal{B}$runhild Hofmann ist Biochemikerin, Sportpädagogin und Germanistin. Seit 1993 arbeitet sie als Trainerin und Coach für Einzelne und Teams sowie als Moderatorin für große Gruppen mit einem Ansatz für ganzheitliche Prozessmoderation.

Im Jahr 2007 wurde sie zur PSYCH-K®-Ausbilderin zertifiziert. Seither liegt der Schwerpunkt ihrer Tätigkeit auf der Unterstützung von Menschen, sich ihre unterbewussten limitierenden Überzeugungen bewusst zu machen und sie in stärkende zu verwandeln. Zu diesem Thema hat sie mehrere Bücher veröffentlicht.

Sie ist Mutter von zwei erwachsenen Töchtern und einem Sohn.

www.brunhildhofmann.com
www.energyfocus.de

Brunhild Hofmann

Stark oder schwach?
Selbst-Muskeltests als Entscheidungshilfe
in allen Lebenslagen

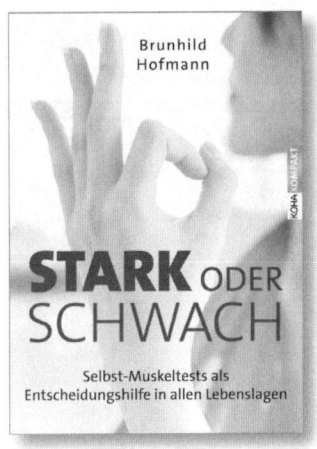

Welche Entscheidung ist die richtige?
Durch den Selbst-Muskeltest rufen wir unser tiefes Körperwissen ab und können es zur Grundlage unserer Entscheidungen machen – immer wenn wir es brauchen sowie in jeder Situation. Elf Selbst-Muskeltests geben den Lesern die Möglichkeit, verschiedene Techniken auszuprobieren und den Test für sich zu finden, dem sie jeweils vertrauen.
Basierend auf dem Selbst-Muskeltest finden Sie zusätzlich eine Methode der Stressauflösung, durch die Sie wirkungsvoll Blockaden im Gehirn transformieren und somit Verbindung statt Konflikt erleben.
Immer stärker sich selbst vertrauen – das ist der Weg!

ISBN 978-3-86728-206-2
Taschenbuch, 112 Seiten

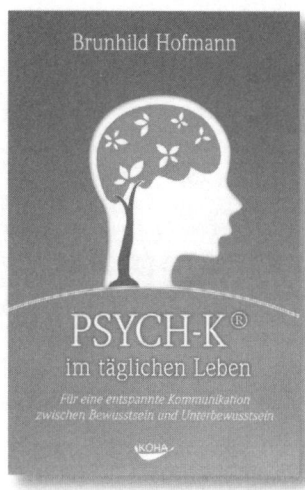

Brunhild Hofmann

Psych-K® im täglichen Leben
Für eine entspannte Kommunikation zwischen Bewusstsein und Unterbewusstsein

PSYCH-K, eine Methode für jedermann, lässt uns direkt mit Körper und Seele Zwiesprache halten: Auf einfache Weise entdecken wir limitierende Überzeugungen und verwandeln sie in uns stärkende Glaubenssätze. Das Ergebnis ist die kraftvolle Ausrichtung unseres Unterbewusstseins, verbunden mit dem Aspekt unseres Höheren Selbst auf unsere bewussten Ziele.
Das Verschmelzen von Grundlagen der Kinesiologie und des Neuro-Linguistischen Programmierens (NLP) mit Energie- und Atemarbeit trägt zur hohen Effizienz der Methode bei.
PSYCH-K ist eine Selbsthilfemethode, die beschleunigtes Wachstum mit Leichtigkeit und Erfolg verbindet. Für Berater/-innen, Psychologen, Coaches und Menschen aus heilenden Berufen ist Psych-K eine optimale Ergänzung.

ISBN 978-3-86728-062-4
Hardcover, 174 Seiten